齐鲁医学与文化

田思胜　王春燕
翟文敏　向　楠　编著

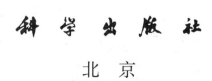

科 学 出 版 社

北 京

内 容 简 介

本书从文化地域的角度，阐释了齐鲁医学的概念、历史渊源及其产生的医学文化特点。全书除概论外，分为两大部分：第一部分是齐鲁地域文化与医学，着重介绍了扁鹊、儒学、稷下学宫、画像石等与齐鲁医学的关系；第二部分是齐鲁医家临床与实践，阐述了齐鲁医学名家如王叔和、钱乙、成无己、丘处机、黄元御等的学术思想与临证经验，以及齐鲁针灸、推拿、中医外科、中医正骨等相关内容。

全书简明切用，理论与实践相结合，极具实用价值，可供中医院校本科生、研究生及广大中医药工作者参考。

图书在版编目(CIP)数据

齐鲁医学与文化 / 田思胜等编著. —北京：科学出版社，2020.9

ISBN 978 - 7 - 03 - 064903 - 4

Ⅰ. ①齐… Ⅱ. ①田… Ⅲ. ①中国医药学–文化–介绍–山东 Ⅳ. ①R2 - 05

中国版本图书馆 CIP 数据核字(2020)第 066189 号

责任编辑：陆纯燕 朱 灵 / 责任校对：谭宏宇
责任印制：黄晓鸣 / 封面设计：殷 靓

科 学 出 版 社 出版

北京东黄城根北街 16 号
邮政编码：100717
http://www.sciencep.com

南京展望文化发展有限公司排版
江苏句容市排印厂印刷
科学出版社发行 各地新华书店经销

*

2020 年 9 月第 一 版 开本：B5(720×1000)
2020 年 9 月第 1 次印刷 印张：8
字数：136 000

定价：80.00 元
(如有印装质量问题，我社负责调换)

前言

　　齐鲁大地，人杰地灵，曾产生过许多杰出的思想家、政治家、军事家、科学家、文学家和艺术家，是儒家思想、道家精气学说的发源地，也是扁鹊的故里、针灸砭石的发源地，是中国古代文化的中心。在学术思想方面，有孔子、孟子、墨子、荀子、庄子；在政治军事方面，有管仲、孙武、孙膑、诸葛亮；在历史文学方面，有左丘明、东方朔、孔融、李清照、辛弃疾；在科学技术方面，有鲁班、贾思勰、王祯；在书画艺术方面，有王羲之、颜真卿、张择端等。他们的思想理论和学术成就，构成了中国传统文化的重要内容，对中华文化的发展产生了深远的影响，为地域性医学的形成奠定了基础。

　　地域性医学或医学流派的产生与地理环境和疾病谱系有关，但是更离不开文化土壤。"以文教化"和"以文化成"不断塑造着一个民族生活的各个方面，形成了独有的、地域性的和民族性的文化特质，进而影响着医学的发展。地域性医学研究现已成为当今医学研究的热点，在中医学史上也曾出现比较有名的地域性医学和医学流派，如春秋战国时期齐派医学、宋代永嘉医派、明清新安医学、吴门医派、钱塘医派、孟河医派、岭南医学等，都对中医学的发展做出了巨大贡献。

齐鲁医学产生于齐鲁大地，根植于齐鲁文化，形成了具有地域性特色的医学流派和学术群体，出现了很多著名医家，如春秋战国时期的扁鹊，秦汉时期的公孙光、公乘阳庆、淳于意、楼护，魏晋南北朝时期的王叔和、羊欣、徐之才，宋元时期的钱乙、董汲、成无己、马丹阳、丘处机、纪天锡，明清时期的黄元御、翟良、臧应詹、王象晋、岳含珍等，他们的著作几乎涉及中医理论与临床的所有领域，既具有医学的地域性特点，又蕴含着齐鲁文化特质，对祖国医学的继承和发展发挥了巨大的作用。

我们在厘定齐鲁疆界地域和文化地域的基础上，探讨了齐鲁医学的文化源流、齐鲁地域文化中的医学特点和生活在这片沃土中著名医家的临证经验。由于水平有限，虽几经努力，但不免挂一漏万，若存在不足之处，恳请读者不吝赐教，批评指正。

本书出版得到了山东省教育厅、山东省高等学校人文社会科学研究项目"齐鲁医学与文化研究"（J17RB239），山东省社会科学规划管理办公室、山东省社会科学规划研究项目"明清时期山东地区医药文献调查研究"（P20170717214151869）；山东省中医药管理局、山东省中医药科技发展项目"东海徐氏医学世家研究"（2017－032）等资助。

田思胜

2019 年 9 月于山东中医药大学

目录

前言

齐鲁医学与文化

第一章 概　　论

第一节　齐鲁医学的概念

"齐鲁"缘起于先秦齐、鲁两国,为国家概念,是齐、鲁两国的合称。齐与鲁是西周初年的两个封国。因为西周初建时,东部沿海地区殷人和东夷人的势力强大,不服统治,屡次发生反周叛乱。周公东征,平定武庚和商奄叛乱之后,周王便将两个最得力的人物——周公和姜太公分别封于商奄和薄姑旧地,建立了鲁国和齐国,以镇抚东方殷人和夷人。

鲁居泰山之阳,都曲阜;齐居泰山之阴,都营丘(今山东昌乐),后迁薄姑,再迁至临淄。齐、鲁始封时,地方各百里,至春秋战国时期,经过数百年的兼并战争,两国疆域不断拓展,基本控制了今山东地区。随着两国政治、经济、文化的交流和发展,齐、鲁两国内部联系逐步加强,形成了有别于中原、燕赵、秦晋、吴越、荆楚等的齐鲁地域文化圈。"齐鲁"一词也逐步由国家概念向地域概念过渡。

首先将齐、鲁联系起来的是孔子。他在《论语·雍也》说:"齐一变,至于鲁;鲁一变,至于道"。这是指齐、鲁两国思想文化的联系和区别,还未把齐、鲁联为一个词。过了不久,他又说:"齐、鲁之故,吾子何不闻焉?"又进一步强调了两国文化的内在联系。这里的"齐""鲁"仍是国家概念,各自独立其义。到战国后期,"齐鲁"才真正组成一个词,成为含有统一文化特点的地域概念。最早把"齐鲁"作为统一地域概念使用的是荀子,《荀子·性恶篇》云:"天非私齐鲁之民而外秦人也,然而于父子之义,夫妇之别,不如齐鲁之孝具敬文者,何也?以秦人之从情性,安恣孳,慢于礼义故也,岂其性异矣哉!"文中把"齐鲁"与秦对言,显然是指两个地区。从此之后,"齐鲁"一词便经常出现,或作为国家概念,指齐、鲁两国;或作为地域概念,指今山东地区;或作为地域文化概念,指齐鲁文化范围。如《史记·儒林列传》云:"韩生推《诗》之意,而为内外传数万言,其语颇与齐鲁间殊。"就是说汉代生于燕郡(今北京)的韩婴作《诗》内外传(即《韩诗》),其语言和学术观点,与齐鲁地区作为今文或古文经学的《诗》论特点明显不同。《汉书·艺文

第
一
章
概
论

志》说:"汉兴,有齐、鲁之说";《晋书·范宣传》:"讽诵之声,有若齐鲁";苏辙诗有句:"我本生西南(四川眉山市),为学慕齐鲁";李清照《上枢密韩肖胄诗》:"嫠家父祖生齐鲁,位下名高人比数";吴伟业《赠苍雪诗》:"洱水与苍山,佛教之齐鲁",等等。"齐鲁"一词,已成为较为固定的地域概念,这一概念源于齐、鲁两国,并且随着两国文化的逐渐融合,形成了具有地域特色的文化圈。一方面,齐、鲁两国文化经过逐步融合到战国时代已初步融合为一个统一的文化实体,成为天下向慕的"礼义之邦";另一方面,作为地域概念也更明确化、具体化,即指今山东地区。

我国幅员辽阔,各地域之间存在较大差异,所以文化史上出现过不同区域的地域性流派,区域研究已经引起了中外学者的高度重视。邓铁涛教授在20世纪80年代提出地域性医学概念,并在1986年中华医学会广东医学史分会成立大会上,做了题为《略谈岭南医学之特点》的学术报告,从而使"岭南医学"受到各界学者的关注。

地域性医学研究现已成为当今医学研究的热点。在中医学史上也曾出现比较有名的地域性医学和流派,如宋代永嘉医派,明清新安医学、吴门医派、钱塘医派、孟河医派、岭南医学等,都有各自的学术思想和特点。例如,永嘉医派是以《三因极一病证方论》为理论基石,通过编著、增修、校正、评述、批评《卫生易简方》,开展学术研究和论争,成为其学术思想的主干。新安医学是指新安地区医家相随徽商兴衰过程中对中医理论与临床应用成就的概括。吴门医派在漫长的中医发展历程中,形成了几大不同的医学流派,其中温病学派是吴门医派中最具地方特色和科技优势的一大流派,从某种意义上可以说是吴门医派的主流。

中医学派是指在中医学术理论体系中,由于学术主旨不同、学说观点不同,其学术队伍中有一批具有较大影响的医家发展传承的群体。但对于中医学术流派的具体划分,历来看法也不尽一致。早在明代王纶《明医杂著·医论》中提出"外感法仲景,内伤法东垣,热病用河间,杂病用丹溪"之说,将张仲景、刘河间、李东垣、朱丹溪作为四大学派的代表人物,其观点对后世学派的划分影响很大。《中医各家学说》二版教材(北京中医学院主编,1964年,上海科学技术出版社出版)提出了河间、易水、伤寒、温病四大学派,《中医各家学说》四版教材(北京中医学院主编,1980年,上海科学技术出版社出版)提出了医经、经方、河间、易水、伤寒、温热、汇通七大医学流派;而《中医各家学说》五版教材(任应秋主编,1986年,上海科学技术出版社出版)又将七大医学流派改为伤寒、河间、易水、攻邪、丹溪、温补、温病七个学派,众说不一,难以统一。此外,对于学派的划分,亦有以地域为界者。

地域性医学或医学流派的产生离不开文化。文化是一个相当大的范畴，几乎涵盖了人类社会存在的所有方式和领域。不同的学者，由于研究的角度和深度不同，往往会赋予文化以不同的内涵和外延。文化的定义很多，基本要素是传统的思想观念和价值，文化在中国历史上最早是指"以文教化"和"以文化成"，从字面上理解，不论是"教化"还是"化成"都体现了一个行为过程。梁漱溟在《东西文化及其哲学》中把文化界定为"一个民族生活的种种方面"，其中主要包括精神、社会和物质生活三个层面。一般认为，文化有广义和狭义之分。广义文化是指人类创造的一切物质产品和精神产品的总和，即凡是经过人类劳动加工的区别于自然的东西都是文化。它主要包括三大部分内容：物质文化、制度文化和精神文化。狭义文化专指语言、文学、艺术及一切意识形态在内的精神产品，即以价值观为核心，包括精神、信仰、传统、知识、道德、宗教、风俗、才能等方面。文化不是先天的遗传本能，而是后天习得的经验和知识；不是自然存在物，而是经过人类有意或无意加工制作出来的东西，是由物质、精神、语言与符号、规范和社会组织等要素构成，是一个复杂的总体。因此，文化具有地域性和民族性。

齐鲁是中国古代文化的发源地之一，也是古代文化的中心。这里曾产生过许多杰出的思想家、政治家、军事家、科学家、文学家和艺术家。在学术思想方面，有孔子、孟子、墨子、曾子、荀子、庄子、郑玄等；在政治军事方面，有管仲、孙武、吴起、孙膑、诸葛亮、戚继光等；在史学方面，有左丘明、崔鸿等；在科学技术方面，有鲁班、甘德、刘洪、何承天、贾思勰、王祯等；在文学方面，有东方朔、孔融、王粲、左思、刘勰、李清照、辛弃疾、张养浩、冯惟敏、蒲松龄、李开先、李攀龙、孔尚任等；在书画艺术方面，有王羲之、颜真卿、张择端、高凤翰等。他们的思想、理论、智慧和学术成就，构成了中国传统文化的重要内容，对中华文化的发展产生了广泛而深远的影响。

齐鲁医学是指产生于齐鲁大地，根植于齐鲁文化而形成的具有地域性特色的医学流派和学术群体。它的外延包括受到其学术思想影响，在其他地区继续传承和发展的各医家思想。齐鲁医学名家的代表人物，如春秋战国时期的扁鹊，秦汉时期的公孙光、公乘阳庆、淳于意、高期、冯信、王禹、唐安、楼护，魏晋南北朝时期的王叔和、李修、羊欣、徐之才、许智藏，宋元时期的钱乙、董汲、成无己、马丹阳、丘处机、纪天锡，明清时期的黄元御、翟良、臧应詹、王象晋、岳含珍等，他们的著作几乎涉及中医理论与临床的所有领域，既具有医学的地域性特点，又蕴含着齐鲁文化，对祖国医学的继承和发展发挥了巨大的作用。

第二节　齐鲁医学文化源流

齐鲁大地自古以来医学就比较先进。在距今 7 000 年左右的北辛文化及此后的大汶口文化、龙山文化时期，齐鲁先民在顺应自然的过程中，已初步了解和掌握了一定的医学知识。从大量考古证据发现看，齐鲁先民很注重个人、饮食、居住卫生。

考古人员曾在北辛文化（距今 7 300～6 300 年）遗址发现多枚治病的骨针。例如，在山东汶上县北辛文化遗址的墓地中，发现有 2 例位于同一部位的腰脊骨刺有骨针，经研究既非创伤也非其他意外，极有可能是针灸治疗。

在大汶口文化（距今 6 500～4 500 年）遗址发现我国最早的牙制骨梳。大汶口文化之一的宁阳堡头遗址古墓群里，多数女尸头上有饰品，其中一具女尸的头上戴有象牙梳，梳子的花纹雕刻得十分精致。出土文物还表明，一种用于治病的锥形砭石早已流行于现山东、江苏等地，其中大汶口文化遗址出土的砭石数量最多，表明山东一带是砭石的主要发源地。《素问·异法方宜论》说："东方之域，天地之所生也……其病皆为痈疡，其治宜砭石，故砭石者，亦从东方来。"可见考古所得与文献记载完全一致。平阴县朱家桥遗址中，出土的无孔骨针长约 8 厘米，同样也是针灸所用。近些年来，又在泗水之滨发现一种浮石，据研究考证，与古代文献记载的砭石原材料十分吻合，进一步印证了砭石疗法起源于齐鲁。

在龙山文化（距今 4 500～4 000 年）日照两城镇遗址中，发现有锥形砭石，经学者研究也是用于针灸。在济南城子崖文化遗址中，出土的陶制"尖头器"据考证是一种砭刺人体穴位祛除病患的医疗工具。

这个时期随着人们对卫生防疫认识的提高，改善环境的措施也相应得到了加强，在对龙山文化遗址发掘中，发现了比较清楚的蓄水池、排水池和出水口等设施。随着精神文明的发展，人们已经注意到卫生保健的重要性。

在饮食方面，《论语·乡党》记载："食饐而餲，鱼馁而肉败，不食。色恶，不食。臭恶，不食。失饪，不食。不时，不食。割不正，不食。不得其酱，不食。肉虽多，不使胜食气。唯酒无量，不及乱。沽酒市脯，不食。不撤姜食，不多食。祭于公，不宿肉。祭肉不出三日，出三日，不食之矣。"在居处方面，《论语·学而》曰："居无求安"。在行为方面，孔子指出君子需三戒："少之时，血气未定，戒之在色；及其壮也，血气方刚，戒之在斗；及其老也，血气既衰，戒之在得"。他提出起居失常、劳逸失度、饮食不时是致病的重要原因。

殷商时期莘国(今菏泽曹县)人伊尹,既精烹调,又通医学。《史记·殷本纪》云:"负鼎俎以滋味说汤。"他发明了汤液,是为医方鼻祖。他在与汤王的对话中以医为喻:"用其新,弃其陈,腠理遂通。精气日新,邪气尽去,及其天年。"他对药性也有一定的认识:"凡味之本,水最为始,五味三材,九沸九变……时疾时徐,灭腥、去臊、除膻,必以其胜,无失其理。"另外,他还讲了许多诸如"阳朴之姜,招摇之桂"的烹调问题,指出姜、桂既是肴馔中的调味品,也是发汗解表的常用中药。《针灸甲乙经·序》云:"伊尹以亚圣之才,撰用《神农本草》以为汤液。"儒家赞伊尹助汤灭夏,辅佐三主,竭尽忠诚,誉其为"圣之任者",医家则称伊尹"作汤液本草,明寒热温凉之性,酸苦辛甘咸淡之味,轻清重浊,阴阳升降,走十二经络表里之宜。今医言药性,皆祖伊尹"。后世认为伊尹既是儒家推崇的圣人,也是中医汤液的鼻祖。

一、春秋战国至秦汉时期

这个时期齐国的医学非常发达。现代历史学家陈直认为,春秋战国至秦汉时期中医学分为两派,即秦派和齐派。俞慎初则明确地提出扁鹊和淳于意同属齐派医学。何爱华在此基础上更加清晰地勾画出齐派医学的轮廓。

早期齐派医学主要包括前后相接的两个医疗群体。前者以扁鹊为核心,后者以淳于意为基干,各有非常清楚的师承传授系统。

扁鹊是我国历史上第一位可资考证的春秋战国时期医家,其里籍为齐国卢邑,即今济南市长清区。据《史记·扁鹊仓公列传》记载,扁鹊医术全面,不仅精通内科,而且擅长耳目、妇人、小儿等科,其行医或在齐或在赵,又曾到洛阳、咸阳等地,在当时是"名闻天下"的名医。从《史记·扁鹊仓公列传》中记录的3个医案可知,其医术十分精湛。难怪东汉张仲景在其《伤寒杂病论·序》中说:"余每览越人入虢之诊,望齐侯之色,未尝不慨然叹其才秀也。"

扁鹊对中医学最伟大的贡献是创立针刺疗法与脉学。《史记·扁鹊仓公列传》说,扁鹊在救治虢太子尸蹶时,"使弟子子阳厉针砥石"。《韩非子》称:"闻古扁鹊之治其病也,以刀刺骨。"汉画像石中的《扁鹊针灸图》也表明,扁鹊是在砭石基础上创立针刺治病之法的,被后世尊为"针灸祖师"。脉诊是中医学中颇具特色的诊病方法,是辨识病证、决断吉凶的重要手段。《淮南子·泰族训》说:"所以贵扁鹊者,非贵其随病而调药,贵其廯息脉血,知病之所从生也。"司马迁也说:

"至今天下言脉者，由扁鹊也。"可见扁鹊对脉学的贡献具有划时代的意义。

在扁鹊之前，历史上虽有伏羲、神农、黄帝、岐伯等名医，但均系传说，并无史迹可考。唯扁鹊有姓名、里籍、事迹、传记，可以说他才是真实的、真正意义上的医学之祖。扁鹊开创的医学及由此形成的齐鲁医学文化，在中医学发展史上具有重要地位，对中医学的发展具有光耀千秋的重要影响。

秦汉时期齐国名医如林，公孙光、公乘阳庆、淳于意、宋邑、高期、王禹、冯信、杜信、唐安等，均为见于《史记》的医家。其中，淳于意创立的"诊籍"在中医学史上影响深远。淳于意为西汉初年临淄人，曾为齐太仓长，故史称太仓公或仓公。他自幼喜好方术，师从同里名医公孙光，继受业于公乘阳庆，并获得《上经》《下经》《五色诊》《奇咳术》等医学秘籍，此后医术日精，成为名医。淳于意平时诊病均详细记录患者姓名、居所、病候、脉象、治法等，即所谓"诊籍"，类似于现在的病案或病历。《史记·扁鹊仓公列传》中收录了仓公诊籍 25 则，不仅是我国医案之宗，也是世界医学史上最早的医案。

扁鹊师承长桑君，授徒子明、子豹、子同、子阴、子游、子仪、子越等。淳于意师承公孙光和公乘阳庆，授徒宋邑、高期、王禹等。两者之间学术相承，形成了以扁鹊为创始人，延续千年的齐派医学。

齐派医学有丰富的医学著作，包括长桑君授给扁鹊的《禁方书》，公孙光授给淳于意的《传语法》《方化阴阳》，公乘阳庆授给淳于意的《扁鹊脉书》《黄帝脉书》《上经》《下经》《五色诊》《奇咳术》《揆度》《药论》《阴阳外变》《石神》《接阴阳禁书》等，淳于意授给宋邑、高期、王禹等的《五诊》《经脉上》《经脉下》《奇络结》《论俞所居》《论药法》《定五味》《和齐汤法》《四时应阴阳重》《案法》《逆顺》等。西汉末年，在刘向主持下，李柱国校方技，便把这 20 多部医籍重新定名，分别汇编于《黄帝内经》《黄帝外经》《扁鹊内经》《扁鹊外经》《白氏内经》《白氏外经》《旁篇》七部医经和《五藏六府痹十二病方》等十一家经方文中。

齐派医学的理论哲学是阴阳五行学说。阴阳说和五行说起初是以理论思维来掌握世界的两种哲学学说。早在夏商时期，原始的阴阳说、五行说就产生在齐国的大地上，胡适先生也认同阴阳五行为"齐学"正统的观点。经西周、春秋时期的发展，到战国时期的邹衍才把两者结合起来，成为阴阳五行学说。阴阳说和五行说是在齐国产生和发育成长起来的哲学流派。这种理论后来被用以解释人的生理、病理等现象，于是便形成了独具特色的中医理论之一。

《管子·水地》中说："酸主脾，咸主肺，辛主肾，苦主肝，甘主心。五藏已具，而后生五内。脾生隔，肺生骨，肾生脑，肝生革，心生肉。五内已具，而后发为九窍。脾发为鼻,肝发为目,肾发为耳,肺发为口,心发为下窍。五月而成,十月而生。"《素问·阴阳应象大论》中亦说:"木生酸,酸生肝。火生苦,苦生肺。土生甘,甘生心。金生辛,辛生脾。水生咸,咸生肾。"两者相比较,除五味与五脏关系的某些不同外,都勾画了人体结构与五行之间的相生关系,而且对人体各器官间互相联系的一体化认识,以及"五月而成,十月而生"的结论都与现代医学相符合。

《黄帝内经》(以下简称《内经》)是研究人体生理、病理、诊断、治疗及养生的医学专著。它吸收阴阳五行学说形成其理论体系,运用阴阳两方面的对立统一、消长变化的朴素矛盾发展其观点,指出人体必须保持阴阳的相对平衡,即须"和于阴阳,调于四时"才能不致生病;主张人要积极地"提挈天地,把握阴阳",并以此作为处理医学中各种问题的总纲;提出了"善诊者,察色按脉,先别阴阳""阳病治阴,阴病治阳""寒者热之,热者寒之"等原则;应用五行之间的生、克、乘、侮等学说,阐述了机体各腑脏之间的内在联系和既相生又相克的双向关系。

二、魏晋隋唐时期

这一时期许多医家对《内经》《难经》《伤寒论》《金匮要略》等古典医籍进行了大规模的编校、整理、注解,总结了先秦以来医学诊断方面的成就,使原有的诊断理论有所发展。

齐鲁濒临东海,海岸线很长,大海的神秘、海外的奇闻,刺激着人们的好奇心和求知欲,由此助长了方士群的形成。所谓"方士"通常指神仙家,而究其"方士"之"方",无非是"方药",是指服用后能够长生的神仙不老之药。于是神仙家与方士群将方药研究与长生探索一同进行。长生成仙根本不可求得,但延年益寿可求。所以,齐鲁地区的神仙家和方士群,有意或无意中推动了中医药学尤其是养生学的发展。

魏晋时期,齐鲁医家对医学最有贡献的当属王叔和。王叔和,名熙,山阳郡高平(今山东省微山县西北)人,曾任太医令。他的贡献之一是编次张仲景的《伤寒杂病论》,使其能够流传至今;二是编撰《脉经》,为脉学专著之首创。《脉经》所确立的脉法规范及原则,沿用近两千年,至今仍具有重要的临床实用意义,被尊为"百世之准绳"。《脉经》不仅对我国脉学的影响广博深远,而且在世界医学史上占有重要位置。早在隋唐时期,《脉经》即传到朝鲜、日本,以后又传入中东和欧洲。王叔和是继扁鹊之后又一位对脉学做出卓越贡献的齐鲁医家。

我国南北朝时期,有一个庞大的医学家族,即东海徐氏医学世家。其开山人物徐熙,家居东莞(今山东沂水),官至濮阳太守。《南史·张邵传》说他"好黄老,隐于秦望山。有道师过乞饮,留一葫芦子,曰:'君子孙宜此道术救世,当得二千石。'熙开之,乃《扁鹊镜经》一卷。因而精学之,遂名震海内"。此为徐氏医学世家之首,其后相传八代,历时200余年,名垂青史的主要医家有13人:徐熙、徐秋夫、徐道度、徐叔响、徐文伯、徐嗣伯、徐謇、徐雄、徐践、徐之才、徐之范、徐敏齐、徐复。徐氏医学世家历时之长,名医之多,医名之显,著述之富,实为我国医学史上所罕见。这一现象对于当今中医学的传承仍有借鉴意义。

羊欣,字敬元,泰山南城(今山东泰安)人。其出身仕门,性靖默,博览群籍,工于书法,喜好黄老之学,兼善岐黄之术,撰有《医方》十卷、《羊中散杂汤丸散酒方》一卷、《羊中散药方》二十卷,为孙思邈《千金方》、王焘《外台秘要》等书的编撰提供了基础。

北魏太医令李修,字思祖,北魏阳平馆陶(今山东冠县)人。其父业医,修传父术,初事南朝刘宋,晚入北魏,因治帝疾多良验,甚受宠遇,官至太医令,《北史》有其传。此外,《北史》所载御医8人中,属今山东籍者4人,即徐謇、徐之才、王显和李修。

南北朝时期,临淄高阳许智藏,生于世医之家,祖父、父皆有医名。智藏少习岐黄之术,长仕陈,陈亡后入隋。炀帝每卧病,必遣内侍登门,或寻方求药,或辇接入宫,诊病施药,治多效。可见,许智藏是隋朝有名的御医。

唐朝开国名臣徐懋公,本名徐世勣,因避太宗讳,赐姓李,改名李勣,封"英国公",家本离狐(今山东东明)。唐初修本草,上命李勣任总监。《新唐书·艺文志》载,该书为"英国公李勣,太尉长孙无忌,右监门长史苏敬等撰"。参与该书编撰的齐鲁医家还有清平吕才、曲阜孔志约等人。该书"详探秘要,博综方术",补《神农本草经》之未备,正《名医别录》之无稽,为我国政府颁行药典之创始。

三、宋金元时期

公元960年,赵匡胤废除后周恭帝,建立宋朝,以汴梁(今开封)为都城。其重视文官统治,注重文士的培养,在国家职能上,增强文职官员对国家大事的筹划,并积极推行科举制度,选贤任能,知识分子的社会地位得到提高。京师设国子学、太学、算学、律学、医学等以培养各类人才。宋王朝以重医为推行"仁政"的重要手段,在北宋的9位帝王中,至少有5位熟知医学。同时,政府在医学教育、

齐鲁医学与文化

医政机构和管理制度方面不断改进,设置了校正医书局,编辑和刊行大量医书。所谓"上之所好,下必甚焉",这些举措使人们对医生与医技的看法大为转变,文人以知医为风尚,认为医为仁术,儒者之能事。著名政治家范仲淹曾言"不为良相,当为良医",就是对当时士人知医成风的真实写照。一些文人士子进入医学队伍,对医药理论的发展和临床经验的总结,都起到重要作用。故自宋代起,有"儒医"之称。诸如政治家王安石、科学家沈括、文学家苏轼等,皆通晓医学并留有著作;宋代名医如朱肱、许叔微等都是进士出身。

北宋中期,周敦颐、程颢、程颐、张载各自发展了儒家理学。到了南宋,著名学者朱熹,集理学之大成,对太极、理气做了全面总结,提倡存天理灭人欲,其理论符合封建统治者需要,被后世推为儒家正统。宋代"理学"的发展,在一定程度上促进了医学界对五运六气理论的探讨,使运气学说在宋代得以盛行。朱熹提出的"致知在格物""即物而穷其理",以及"纲目分类法",大多为后世医家所接受。

中医学至北宋之后新说肇兴,《四库全书总目》说:"儒之门户分于宋,医之门户分于金元"。医学分科,至宋方为完备。东周已有分科雏形,到隋代分医、按摩、咒禁三科以设教,唐代加针科为四科,至宋遂成九科,所以各科专书,也是至宋而渐备。除内科(大方脉科、风科等)外,诸如妇产科(产科或妇科)、儿科(小方脉科)、外科(疡科)及其他专科医籍,虽曾先后出现于中古,然亡佚者甚多。直到宋朝,才显出分科发展的轨迹。

北宋末年,郓州(今山东东平)钱乙,字仲阳,自幼天资聪颖,跟随姑父吕氏学医,又博览群书,知识渊博,诸子百家、史书杂说无所不读,天文地理、社会人事无所不晓。由于他勤勉好学,医术精进不已,年轻时即享誉远近。后因入宫诊治多验,以功授翰林医学,并升至太医丞。其著有《伤寒论指微》五卷、《婴孺论》百卷,惜已不存。至今流传者乃其学生闫孝忠辑其著述、医案、医方为一编,即《小儿药证直诀》。其中论述小儿生理病理及方剂,如六味地黄丸、导赤散、泻白散等,均为后世所推崇。由于他的学术造诣高,对儿科影响甚大,故享有"儿科鼻祖"之誉。

与钱乙同时代的董汲,字及之,北宋末年东平人。董汲亦善治小儿,尤精于痘疹,著有《小儿斑疹备急方论》及《旅舍备要方》各一卷。

金代聊摄(今山东聊城)成无己,生于北宋末年,后为金人。成无己精于对《伤寒论》的研究,著有《注解伤寒论》十卷、《伤寒明理论》三卷、《伤寒明理药方论》一卷,以阐发仲景微蕴。许多疑难,借此得以冰释。其开注解《伤寒论》之先河,冠历代《伤寒论》数百注家之首,对传承仲景学术厥功甚伟。

在医经注释方面,纪天锡集注《难经》也颇具影响力。纪天锡字齐卿,金代泰安人,早年弃进士业,习医术,以医名世,授医学博士。

金元时期,道家马丹阳、丘处机同修道于昆嵛山烟霞洞,二人对道教医学及养生学颇有贡献。马丹阳,原名从义,字宜甫,号丹阳子,宁海(今山东牟平)人,道士兼精医术,尤善针灸,发明天星十二穴,选用上下肢穴位治疗周身疾患,沿用至今。丘处机,字通密,号长春子,栖霞人。通道教而兼精医理,尤善养生之术,著有《摄生消息论》,对后世影响极大。

四、明清时期

明清时期是中国封建社会经济高度发展的时期,明代中后期出现了资本主义萌芽,商品经济推动着对外交流、科学技术和文化发展,医学水平有了明显提高。明代官方尊崇儒学,倡导孝悌,医学被视为履行孝悌的重要手段,科举失意的知识分子,多涌入医学领域,由儒入医,提高了医生的文化素质和知识结构,使医生的社会地位相应提升。清代前中期,中医学传统的理论和实践经过长期的历史检验和积淀,已臻于完善和成熟,无论是总体的理论阐述,抑或临床各分科的实际诊治方法,都已有了完备的体系,而且疗效在当时处于世界领先水平。尤其是温病学派的形成,在治疗传染性热病方面,降低死亡率,预防传染,起到了积极作用。在这种情况下,齐鲁医学得到了长足发展。

明清时期,齐鲁名医迭起,著作如林。其中影响最大者,首推昌邑黄元御。黄氏名玉路,字元御,一字坤载,号研农,别号玉楸子。黄元御出身诗书门第,少负奇才,有奋志青云之愿。然因目疾为庸医误治,左目受损而失明,仕进无门,遂闭门读书,立志以医济世。遵黄帝、岐伯、扁鹊、仲景为医中四圣,精研《内经》《难经》《伤寒论》《金匮要略》等典籍,医术精湛,治多奇验,不仅名闻乡邑,且蜚声今北京及江浙等地。乾隆年间,因治愈高宗之疾,得赐"妙悟岐黄"匾额,为一时宗师。黄元御毕生著书立说,有《四圣心源》《四圣悬枢》《素问悬解》《玉楸药解》等11部经典诠释类著作,其种类之多、阐释之详,至今仍为医林称道。

博山翟良,诊技超群,为人诊病,屡治屡验。有患便秘者,医者通下不愈,翟良倍用提气之品,食顷而下。他尝以"医以救人之术,适足杀人者盖多"来警示自己。

桓台王象晋,官至浙江布政使,持正不阿,多有良绩。其弃政后,闭门著书,兼习医道,济世活人,著有《保安堂三补简便验方》《救荒成法》《二如亭群芳谱》等医药著作。

馆陶张同心,医德高尚,诊治不问贫富贵贱,尤于贫困之人,用药概不受值。无论风雨寒暑,遇有求治者,立诊不稍缓,且尽心诊治,百无一失。

诸城刘奎,嘉庆时悬壶京师、长安等地,医名颇著。其晚年归乡,集平生学验辑成《松峰说疫》传世,对于瘟疫病诊治仍有重要参考价值。

诸城臧应詹,临证变化微妙,远近尊为神医,时与黄元御齐名,有"南臧北黄"之誉。其著有《伤寒论选注》《类方大全》《外科大成》等。

滕州孔继蓁,道深术精,每起沉疴,决人生死,多有奇验。集平生经验,撰为《医鉴草》(又作《一见草》《孔氏医案》)四卷,其"论证之细,用药之精,洵可称轩岐门下第一人,迥异时流远矣"。

博山岳含珍,精通岐黄之术,尤擅长针灸推拿。为能有补于前人,遗泽于后世,其积平生经验,著医书达 10 余种,今存《经穴解》(亦名《针经考穴精义》)、《针灸阐岐》《幼科阐岐》三种,见解独到。

《中国分省医籍考》载清代可考的齐鲁医家有 300 余位,著作 450 余部,远远超过明代以前所有医家总和。

第三节 齐鲁医学文化内容特点

齐鲁文化不仅是中国文化的重要组成部分,而且是中国传统文化的主干。特别是以孔子为代表的儒家文化,上承三代,下启百世,将中华数千年文化传统联为一体,表现出强大的凝聚力、广阔的包容性和顽强的生命力,其仁爱思想和致中和理论对中医学影响极大。另外,稷下学宫为当时百家学术争鸣的中心。儒家思想、精气学说、阴阳五行学说等共同构筑并成为齐鲁文化的内核,其中精气学说、阴阳五行学说奠定了中医学的基本理论。

齐鲁文化及在其影响下形成的齐鲁医学,对于整个中医学的形成与发展来说至关重要,无可取代,特色鲜明。齐鲁医学不仅名医辈出,医术超群,而且在齐鲁文化陶冶下,形成了颇具特色的齐鲁医药文化,如齐鲁汉画石中有大量反映医学历史、诊疗、养生等方面的内容,对于研究医学产生、发展与演变具有重要意义。又如,东阿阿胶的生产与应用已有 2 500 多年的历史,在长期的制作与服用过程中,不仅形成了独有的阿胶加工工艺和技术,而且形成了独有的阿胶文化。

齐鲁医学文化的特点主要表现在以下三个方面。

一、儒家文化——医乃仁术的齐鲁医学特色

儒家文化是齐鲁文化的主干，"仁"是儒学的最高道德准则，其核心是"爱人"，即对人的关心、关爱和尊重。"爱人"的原则首先是尊重人的生命。中医学乃生生之道，其本质是从生命角度给人以关爱，是"爱人"的最根本体现。医学从本质上讲包括自然与人文双重属性。其自然属性主要表现为诊疗技术层面的内涵，人文属性主要表现为人道层面的内涵。医学技术与人道是密不可分的，这一特点在齐鲁医学理论和实践中体现得十分突出，而且在齐鲁医学的长期发展过程中形成了"医乃仁术"的学术特色。

二、稷下学宫哲学思想——阴阳五行与精气学说体系

源于中国古代哲学的阴阳五行学说和精气学说，是中医学的重要理论与思想基础。而阴阳五行学说与精气学说的形成，与齐鲁文化和稷下学宫学术争鸣有着十分重要的关系。阴阳与五行的观念源远流长，最早将阴阳与五行结合起来而建立起阴阳五行学说的是战国时期的邹衍。在探讨宇宙奥秘方面，《管子》提出了"精气"构成宇宙的思想，认为"精气"是构成宇宙万物的基本物质。中医学阐释生命本质、生命现象、生命规律完全建立在阴阳五行学说与精气学说之上，并渗透到脏腑、疾病、诊法、治疗等各个方面。

藏象学说是中医学理论的核心。《内经》曾把心比为君主之官，其余脏腑按其功能配以官名，如肝为将军之官、肺为相傅之官、胆为中正之官。人的身体就像一个国家，五脏、六腑、四肢、九窍均在"心君"的统帅之下各行其是。而这些理论的建立与齐鲁文化关系密切，如《管子·心术下》："心安是国安，心治是国治也，治也者心也，安也者心也。"在"智效一官，行比一乡，德合一君，而征一国"的思想影响下，中医学引而申之，发展完善为脏腑理论，为阐释人体生命现象、疾病规律、辨证治疗奠定了坚实基础。

三、"致中和"——中庸思想的阴阳平衡观念

中庸思想由孔子首创，是儒家的伦理道德观。其基本思想是通过"致中和"，

使人达到最适宜的、最恰当的、无过与不及的最佳境界。《中庸》说:"喜怒哀乐之未发,谓之中。发而皆中节,谓之和。中也者,天下之大本也;和也者,天下之达道也;致中和,天地位焉,万物育焉。"这种不偏不倚、追求中和的思维方式对中医产生了较大的影响。就人体而言,中医学强调人体自身、人与自然、人与社会的和谐,阴气平和,阳气固密,阴阳平和协调,保持相对平衡,则身体健康,精神愉快。这种阴平阳秘的状态是人体最佳的稳态,这种稳态一旦被打破,则会造成阴阳失衡,人体患病。保持身体处于"和"的最佳状态、使生病的身体恢复"和"的最佳状态是中医学的根本目的。

第二章　齐鲁医学与地域文化

第一节　扁鹊与齐派医学

一、扁鹊

　　扁鹊姓秦,名越人,字少齐,又号卢医。齐国渤海卢人(今属济南市长清区),生卒年代不详。是中国历史上正史记载的第一位医家,是齐鲁医家的重要代表人物。司马迁在《史记·扁鹊仓公列传》中云:"扁鹊者……姓秦氏,名越人……为医或在齐或在赵,在赵名扁鹊。"扁鹊是他的尊号。

　　关于扁鹊的里籍问题,一直存有争议,其原因是对《史记·扁鹊仓公列传》中"扁鹊者,勃海郡郑人也"一句的理解存在分歧。其一,因勃海郡无郑,故南北朝时期宋人裴骃《史记集解》引晋代徐广曰:"'郑'当为'鄚',县名,今属河间。"唐代司马贞《史记索隐》曰:"渤海无郑县,当作鄚县,音莫,今属河间。"据此,曹东义认为扁鹊当为河北任丘县(现为任丘市)鄚州镇人。但是在后文扁鹊与中庶子的对话"言臣齐勃海秦越人也,家在于郑"中,却未有"郡"字。据卢南乔考证,原书本无"郡"字,并据日本丹波元简《扁鹊仓公传汇考·卷上》中《太平御览》《医说》并引,无郡字予以具体论述。邵冠勇、何爱华也指出,在宋代《史记》尚有两种不同的传本,就《扁鹊传》而言,一本作"勃海郑人",而另一本则加有"郡"字。从类书等引文看,在北宋之前,《扁鹊传》只有一种传本,是没有"郡"字的。据此,"郡"字为衍文,是宋代以后的人加进去的。其二,司马迁《扁鹊传》谓:"扁鹊者,勃海郡郑人也""家在于郑"。韩婴《韩诗外传》和刘向《说苑》亦皆作"郑医秦越人"。何爱华以此说明扁鹊当为郑人,并以金文和古陶文《陈璋圆壶》《陈璋方壶》铭文为证,两铜器铭文及古陶文等考古文物资料证明"郑"即"鄚阳",位于古齐国都城临淄附近,与淳于意同为齐国临淄人,故司马迁合撰为《扁鹊仓公列传》。其三,杨雄《法言·重黎》曰:"扁鹊卢人也,而医多卢",高诱注《战国策》曰:"扁鹊,卢人也,字越人",《汉书·高帝纪》韦昭注:"太山卢人也,名越人",《史记正义》曰:"黄帝八十一难序云:'秦越人与轩辕时扁鹊相类,仍号之为扁鹊。又家于卢国,因命之曰卢医'"等皆谓扁鹊卢人。据此,宋长贵认定扁鹊为卢人,即山东长清县(现为长清区)人。卢南乔教授也支持此说:"扁鹊地当以齐勃海卢为正。"温如杰更以《康熙字典》《辞源》《辞海》等权威性工具书中,均称齐医扁鹊、卢医扁鹊,证明扁鹊是齐国卢人。综合各家所说考证认为扁鹊确是卢人。

扁鹊年轻时"为人舍长",长桑君经常留住扁鹊做事的客馆,他认为扁鹊"非常人也",是自己要找的传人,于是对扁鹊说:"我有禁方,年老,欲传与公,公毋泄。"扁鹊恭敬地点点头说:"敬诺。"于是长桑君从怀里取出一种药交与扁鹊,并对他说:"饮是以上池水三十日,当知物矣。"然后把自己珍藏的《禁方书》全部交与扁鹊,顿然隐去。扁鹊按照长桑君的指点服药,30天后果然能隔墙见人,透视人身的五脏六腑,洞察人体内的隐疾。

扁鹊学成后(约公元前374年)行医,踪迹东起齐、鲁,中经东周、赵国,西至秦国,即今鲁、冀、豫、晋、陕等黄河中下游的广大地区,足迹遍及大半个中国。扁鹊在诊视疾病中,已经运用中医的望、闻、问、切四诊法,当时扁鹊称它们为望色、听声、写形和切脉。这些诊断技术,在《史记·扁鹊仓公列传》所记载的一些治病案例中充分体现出来。

扁鹊切脉诊病。晋昭公时代,扁鹊在晋,当时晋国权臣赵简子突然卧床不醒,"五日不知人"。大夫们都很恐慌,便召来扁鹊诊治,扁鹊切脉后说:"血脉治也,而何怪!"后赵简子很快痊愈。司马迁对扁鹊脉诊的评价极高,赞曰:"至今天下言脉者,由扁鹊也。"近代历史学家范文澜认为扁鹊"是切脉治病的创始人"。

扁鹊精于望色,仅根据齐桓侯气色的变化,便推断出齐桓侯疾病的发展过程。司马迁在《史记·扁鹊仓公列传》中记载了齐桓侯讳疾忌医的故事。扁鹊在齐(今山东临淄北)第一次见到齐桓侯时便直言不讳地说:"君有疾在腠理,不治将深。"齐桓侯不置可否。扁鹊走后,桓侯对左右的人说:"医之好利也,欲以不疾者为功。"过了五天,扁鹊又来拜见,对桓侯说:"君有疾在血脉,不治恐深。"齐桓侯很不高兴,说:"我没有病。"又过了五天,扁鹊又来拜见,对桓侯说:"君有疾在肠胃,不治将深。"齐桓侯听了很生气。又过了五天,扁鹊又来拜见,只瞥了桓侯一眼,转身就跑。齐桓侯十分奇怪,派人询问原因,扁鹊说:"疾之居腠理也,汤熨之所及也;在血脉,针石之所及也;其在肠胃,酒醪之所及也;其在骨髓,虽司命无奈之何。"过了五天,齐桓侯果然病重,因延误了治病时机,不久便病死了。

四诊合参,起死回生。扁鹊行医周游到虢国,恰遇虢国太子暴蹶而亡半日,正准备收殓。他在宫门外向中庶子喜方详细询问了太子生病的经过和症状,便断定太子没有死,而是患了一种叫"尸蹶"的病,便说"臣能生之"。中庶子不相信扁鹊能"起死回生",扁鹊便让他进去看看太子是不是还有耳鸣、鼻张、大腿至阴部仍热等证。中庶子进去一看,果然如扁鹊所言,于是赶紧把扁鹊请进去。扁鹊仔细地为太子切脉,运用针刺、热熨、汤药等综合疗法,"乃使弟子子阳,厉针砥石,以取外三阳五会",把太子从昏迷中抢救过来。然后"乃使子豹为五分之熨,以八减之齐和煮之。以更熨两胁下",太子很快恢复到能够自己"起坐",再"服汤二旬而复故"。从此以后,天下人都知道扁鹊有"起死回生"之术。在诊虢太子疾中,扁鹊综合运用了中医学的望、闻、问、切。司马迁有言:"越人之为方也,不待切脉、望色、听声、写形,言病之所在。"

"上工治未病思想"在扁鹊诊齐桓侯之病中得到了充分反映,这在中医学史上也属首创。《鹖冠子·世贤篇》有这样一则故事:有一次,魏文侯问扁鹊:"子昆三人,其孰最善为医?"扁鹊回答说:"长兄最善,中兄次之,扁鹊最下。"魏文侯不解,扁鹊说:我长兄治病,是在病情发作之前。由于一般人不知道他事先能铲除病因,所以他的名气无法传出去,只有我们家的人才知道。我二哥治病,是在病情初起的时候。一般人以为他只能治轻微的小病,所以他的名气只在本乡里。而我扁鹊治病,是在病重的时候。一般人都看到我在经脉上施针放血、在皮肤上敷药,以为我的医术高明,因此名气响遍全国。虽然这则故事的真实性还有待考证,但是能充分体现扁鹊提倡疾病要早发现、早治疗,力求将其消灭于萌芽状态的"治未病"思想。这一思想在《难经》中有明确的论述:"经言,上工治未病,中工治已病,何谓也?……无令得受肝之邪,故曰治未病焉。中工者,见肝之病,不晓相传,但一心治肝,故曰治已病也。"

扁鹊在治疗上已经熟练掌握了砭石、针灸、按摩、汤液、熨贴、手术等多种治疗手段,尤其擅长针灸。1950年山东省微山县两城山出土了一批东汉浮雕画像石,其中便有一幅《扁鹊针灸图》,后来移置到曲阜孔庙,现在保存在大成殿东庑。画像分上、中、下三层。中层雕刻着一个半人半鸟的神物,一手切脉,一手持砭针,正在为披发患者针刺。画中展示的正是被神化了的扁鹊形象。春秋时期,往往药石连言,石就是砭石,即石针。石针是用一种特别适宜做针的石头磨制而成的。《韩非子》记载:"夫痤疽之痛也,非刺骨髓,则烦心不可支也。非如是不能使人以半寸砭石弹之。"可见用砭石治疗是很痛苦的。随着生产工具和手工工具的变革,医疗用针也发生了变革,实现这一变革的便是扁鹊。扁鹊始用铁针见于治虢太子的病例中。许多记载或说他"砥针厉石",或说他使弟子子阳"厉针砥石"。针和石对言,表明针是铁针。扁鹊始用灸法见于《韩诗外传》,扁鹊在诊虢太子疾中,曾让他的弟子"子阳灸阳",当是艾为灸。因凡言"艾"或"灸"均在扁鹊之后,并且自扁鹊以艾为灸后，至汉代艾灸和针刺已成为医家的必用手段。

扁鹊治病，因地域不同，随俗而变。在邯郸，他听说当地妇女病多，便做了"带下医"；在洛阳，见该地敬重老人，便以治疗"耳目"等老年病为主；到了咸阳，知道秦国人最爱儿童，他又在那里做了儿科大夫。可见，扁鹊医术高超，且是我国医学分科专门化的主要创立者。

扁鹊率弟子子阳、子豹、子仪、子容、子术、子越、子明、子同、子游等十余人周游列国，积累了丰富的临床经验和医学理论，著有《扁鹊脉书》等24种，开创了齐派医学。扁鹊医书现多佚失，流传下来的仅有《难经》。《难经》创立了命门、元气、三焦整体说和独取寸口诊脉法，补充和发展了经络学说及奇经八脉理论，并首次提出了八会穴，丰富了原穴，填补了《内经》的不足。从现有古籍中还可发现某些著作或篇章是扁鹊学派的著作，如《脉经》卷五之"扁鹊阴阳脉法""扁鹊脉法""扁鹊华佗察声色要诀""扁鹊诊诸反逆脉要诀"，卷二之"平三关阴阳二十四气脉""平三关病候并治宜"，敦煌遗书中之《平脉略例》《亡名氏脉经第二种》《玄感脉经》等。《中藏经》是六朝时期扁鹊学派的著作，《褚氏医书》和《扁鹊心书》是宋代扁鹊学派的著作。

扁鹊不但医术高明而且医德高尚。他为人谦虚谨慎。在医治好虢太子的病后，虢太子感激地对扁鹊说："有先生则治，无先生则弃捐填沟壑，长终而不得反。"而扁鹊则实事求是地说："越人非能生死人也，此自当生者，越人能使之起耳。"在医疗实践中，他提出了"六不治"，即"骄恣不论于理，一不治也；轻身重财，二不治也；衣食不能适，三不治也；阴阳并，藏气不定，四不治也；形羸不能服药，五不治也；信巫不信医，六不治也。"尤其是"信巫不信医"的提出，使医学摆脱巫术走向科学。司马迁对其在医学上取得的成就作了高度评价，《史记·太史公自序》曰："扁鹊言医，为方者宗，守数精明；后世循序，弗能易也。"

由于扁鹊医术高超，医德高尚，深受百姓的爱戴，遭到了当时身为秦国太医令李醯的妒忌。公元前310年，扁鹊和太医李醯同时为秦武王唯一的儿子治疗麻疹，扁鹊在太子肚子针了几下，又让太子喝了一服汤药，不到半个时辰，麻疹便全消了。李醯束手无策，很是难堪，于是恼羞成怒，派人埋伏在扁鹊回去的路上，杀害了扁鹊。

千百年来，百姓为了表达对扁鹊的爱戴和崇敬，在其行医经过的共两千多千米的路途上，为他建陵墓、立碑石、筑庙宇、朝香火。他的墓庙分布在山东、河北、河南、山西、陕西五个省区的十余处地方，足见他在中国医学史上的突出贡献和深远影响。司马迁在《史记》中说："至今天下言脉者，由扁鹊也。"晋代葛洪以扁鹊为"治疾之圣",明代杨继州誉"扁鹊为祖师"。扁鹊不仅在中国负有盛名,而且享誉世界。日本医学界对其著作《难经》有多家注述;美国把扁鹊写入外科的教科书;阿拉伯医圣阿维森纳的医典中收载了《难经》中有关脉学的论述。

在医学传授方面,扁鹊打破了前人"非其人勿授,非其真勿传"的传承方法。在救治虢太子的病例中,记载有"子阳厉针砥石,以取外三阳五会""子豹为五分之熨"。另外,据早于《史记》的《韩诗外传》和稍晚于《史记》的《说苑》记载,还有"子容捣药,子明吹耳,子仪反神,子越扶形,子游按摩"等。扁鹊公开带徒,广播医术,开师徒相传的先例。

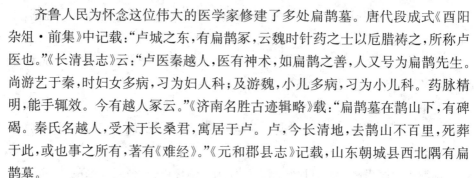

齐鲁人民为怀念这位伟大的医学家修建了多处扁鹊墓。唐代段成式《酉阳杂俎·前集》中记载:"卢城之东,有扁鹊冢,云魏时针药之士以厄腊祷之,所称卢医也。"《长清县志》云:"卢医秦越人,医有神术,如扁鹊之善,人又号为扁鹊先生。尚游艺于秦,时妇女多病,习为妇人科;及游魏,小儿多病,习为小儿科。药脉精明,能手辄效。今有越人冢云。"《济南名胜古迹辑略》载:"扁鹊墓在鹊山下,有碑碣。秦氏名越人,受术于长桑君,寓居于卢。卢,今长清地,去鹊山不百里,死葬于此,或也事之所有,著有《难经》。"《元和郡县志》记载,山东朝城县西北隅有扁鹊墓。

扁鹊真正的墓位于济南市北郊的鹊山脚下,墓前有清朝康熙三年(1664年)所立的墓碑,铭文为"春秋卢医扁鹊墓",并有"清·乾隆十八年重整"字样。现墓旁建有扁鹊生平陈列室。1995年,济南市政府将其列为第二批文物保护单位。2015年,当地人民又在墓前立起一尊高5米多的扁鹊石像,供人们瞻仰。另外,在山东境内长清区灵岩寺,朝城县罗城西北隅和朝城县枣堌集也有扁鹊墓。《山东通志》记载,在济南府城内"祐德观"有扁鹊祠。祐德观建于唐代,名曰"瑞气观",宋代改名"天庆观",金代改名"祐德观"。

鹊山,位于济南北郊的泺口,关于其名来源众说不一。《历乘》载是因"相传扁鹊曾炼丹于此"而得名。崇祯《历城县志》也载:"春秋扁鹊姓秦名越人,渤海郑人,家于卢,受长桑君秘术,明医道,尝炼丹鹊山上,丹灶尚存。"但《齐乘》记载说是因为"每年七八月,鸟鹊翔集,故名鹊山"。虽说前说不可信,因为服食炼丹兴起于晋唐,所以和扁鹊生活的年代不符,但也从另一侧面反映了先人们对他的爱戴和怀念。

扁鹊的纪念祠堂之多,影响之深远,在中外历史上都是罕见的。国家邮政局曾发行一套选题为"古代科学家"的特种邮票,扁鹊亦位列其中。

由于扁鹊在学术上有重大贡献,有其独创之"学",也有亲传弟子和更多的私淑弟子,使其学世代相传,形成了我国历史上最早的医学学派——扁鹊学派,开创了齐派医学的先河。西汉时期的公乘阳庆、淳于意、冯信等十余人及东汉程高、郭玉等又形成了一个医学群体,使扁鹊学派得到进一步的发展。

二、淳于意

淳于意为齐派医学的传承人,是继扁鹊之后,齐鲁大地上又一位医学"明星"。淳于意,西汉齐国临淄人,曾任齐国太仓长,故又称为"仓公""太仓公"。他先拜公孙光为师,后又师从公乘阳庆,习医三年,尽得其传,造诣极深。他是西汉时期唯一见于正史记载的医学家。《史记·太史公自序》:"扁鹊言医,为方者宗,守数精明;后世循序,弗能易也,而仓公可谓近之矣。作扁鹊仓公列传第四十五。"淳于意与扁鹊合传不仅是两者皆医的关系,而且在学术传承方面,存在着"仓公宗扁鹊"这种内在联系。淳于意的突出贡献是为后人留下了25则诊籍。诊籍是治疗患者的记录,后来也称医案、病案、医验等,就像如今的病历。据《史记》记载,淳于意为了验证自己的得失,凡诊治的疾病都有记录,即诊籍。汉文帝曾询问淳于意学医、治病等问题,淳于意在回答时叙述了他诊治的25例病案。每例病案主要记载患者姓氏、性别、住址、职务、病名、病因、病状、脉象、治法及预后等内容,涉及内科、外科、骨伤、妇科、儿科各科病证23种。诊法以脉诊为主,治法有药物、针刺、熏洗、冷敷、含漱等。

淳于意治病,非常重视脉诊,在其诊籍记载的25例病案中有20例运用了脉诊,论及脉象20余种,较之马王堆仅载盈、虚、滑、涩、动、静、三阴脉死候等数种,脉象更为丰富。其中番阳、番阴、浊、贲等脉名为《内经》所未见,而长、弦、滑、代、数、结等为后世一直沿用。每一脉象均分析其主病原理,并以脉诊断生死,"意治患者,必先切其脉,乃治之。败逆者不可治,其顺者乃治之"。淳于意的诊籍中,仅2则病案使用了望诊的诊察方法,虽然所占篇幅不多,但是已经可以从中窥见这一诊察方法在当时的发展水平。如淳于意诊齐丞相舍人奴医案中,通过观察面色,以五行的生克关系判断疾病的顺逆。

诊籍中的治法和剂型颇为丰富,在治愈的15例病案中,就有内服、外用、针灸、物理疗法等治法,汤、丸、散、药酒、含漱等剂型,其中综合治法有4例。综合治法的运用,提高了治疗效果。如齐国有个中大夫患龋齿,淳于意认为是由于"食而不漱"所致,处以苦参汤让患者含漱,并配合灸法治疗,收到了显著效果。又如治淄川王蹶证一案,主要症状是身热、烦闷、头痛至肩,淳于意用"寒水拊其头"的方法，同时针刺足阳明脉左右各三所使其病愈。

淳于意医名大震后，一心只想为人治病，赵王、胶西王、济南王、吴王等先后召他为侍医，他都一一谢绝。也许是因此得罪了权贵，在汉文帝四年（公元前176年），有人上书诬告他"不以家为家，或不为人治病，病家多怨之者。"淳于意按律受刑，并应被押解到当时的京城长安受审。临走时，5个女儿围着他啼哭。淳于意伤感地说："生子不生男，缓急无可使者！"他最小的女儿缇萦听了父亲的话非常伤心，决定陪伴父亲西行。到了长安，缇萦给汉文帝上书一封，说父亲为官非常廉正，现在犯了法虽当受刑，但我深感人死不能复生，受刑后筋骨不能接续，即使想改过自新，也没有机会了。我愿意进宫为奴婢，以此来赎父亲的罪行，使他能够改过自新。汉文帝深为其救父的诚意所感动，不仅免除了淳于意的肉刑之苦，而且从此在全国废除了肉刑。缇萦救父，千古佳传。

淳于意获救后，返回故里继续为人治病，并收授徒弟传承他的医术。据《史记》记载，淳于意教授临淄的宋邑"五诊"，教授济北王太医高期、王禹经脉腧穴与针石砭灸等，教授淄川王的太仓马长冯信"案法逆顺"、药法等，教授高永侯的家丞杜信"上下经脉""五诊"等，教授临淄召里的唐安"五诊""上下经脉""奇咳"及四时阴阳等。他的这些学生后来都成为名医，并继续传承齐派医学的医术。

三、徐氏医学世家

李伯聪认为徐氏医学肇始于《扁鹊镜经》，徐氏医学世家是扁鹊学派的传人，如徐文伯以"水火之剂"疗疾，徐伯嗣与华佗用相同的治疾方法，徐之才首创"火精"之术语等。南北朝世医徐氏，亘八代之久，世代名医辈出，医学著作众多，使扁鹊学派得到更进一步的发展，发展了齐派医学。

徐氏医学世家从徐熙开始，子孙相传八代，历时200余年。他们之中，多人医名显赫，著有大批著作，惜都已失传，但徐氏医学世家在中国医学史上所占据的重要地位和巨大影响，是不能磨灭的。

第一世，徐熙，字仲融，东莞（今山东沂水）人，官至濮阳太守。其好黄老之学，隐居于钱塘秦望山，有道士授以《扁鹊镜经》一卷，因而精心学之，医术之名，遂震海内。

第二世，徐秋夫，熙子，继承父业，益精医术，尤擅针灸。

第三世，徐秋夫之子徐道度和徐叔响。

徐道度，徐秋夫长子，医术更精。宋文帝称赞说，天下有五绝，"徐道度疗疾"

为五绝之一。

徐叔响，徐秋夫次子，也精于医，官至太山（今山东泰安）太守及大将军参军，其著作有《针灸要钞》一卷、《疗少小百病杂方》三十七卷、《杂疗方》二十二卷、《杂病方》六卷、《疗脚弱杂方》八卷、《解寒食散方》六卷、《本草病源合药要钞》五卷、《体疗杂病本草要钞》十卷和《解消息节度》八卷等，可惜均已失传。

第四世，徐道度之子徐文伯、徐謇和徐叔响之子徐嗣伯。

徐文伯，徐道度长子，尤精于医，曾任东莞、太山、兰陵三郡太守。其擅长脉诊和针灸，著有《疗妇人瘕》一卷、《辨伤寒论》一卷、《伤寒总要》二卷、《药方》二卷和《辨脚弱方》一卷，皆亡佚。

徐謇，徐道度次子，字成伯。他医术高超，与北魏太医王显、李修齐名，官至光禄大夫平北将军。

徐嗣伯，徐叔响之子，字叔绍。其著作有《杂病论》一卷、《落年方》三卷、《药方》五卷，均佚。《备急千金要方》尚存有徐嗣伯关于风眩的论述三首，方十首，灸禁法二首。他对风眩的诊治，研究颇深，且有很好的疗效。《备急千金药方》载："凡有此病，是嗣伯所治未有不瘥者，若有病此而死，不逢嗣伯故也，伏愿问人，立知非嗣伯之自夸。"又说："余业之以来，三十余年，所救活者，数十百人，无不差矣。"

第五世，徐雄。徐文伯之子，官至员外散骑侍郎，"亦传家业"，尤善诊察，医术为江左所称。

第六世，徐雄之子徐之才、徐之范。

徐之才，徐雄长子，字士茂，5岁诵孝经，8岁略通义旨，13岁被召为太学生。他医术高明，在北地名声很大，与马嗣明、崔景风二人齐名。撰有《雷公药对》二卷、《徐王八世家传效验方》十卷、《徐氏家秘方》二卷、《小儿方》三卷，惜以上著作均佚。《雷公药对》是中医药学有关七情、畏恶相反论述最早的一部专著，最初题雷公著，后经徐之才重加整理，其后亡佚。但其内容仍保存在《备急千金要方》《医心方》《经史证类备急本草》《本草纲目》中，《本草纲目》全书中有关《神农本草经》或《名医别录》药物"气味"专目中，凡属药物七情、畏恶资料均冠以"之才曰"。

徐之才对于医学的主要贡献，是创制了"十剂"，即药分宣、通、补、泄、轻、重、滑、涩、燥、湿十类。宣可去壅，橘皮、生姜之属；通可去滞，木通、防己之属；补可去弱，人参、羊肉之属；泄可去闭，大黄、葶苈之属；轻可去实，麻黄、葛根之属；重可去怯，磁石、铁粉之属；滑可去着，冬葵子、榆白皮之属；涩可去脱，龙骨、牡蛎之属；燥可去湿，桑白皮、赤小豆之属；湿可去枯，白石英、紫石英之属。这可谓是方剂最早的分类方法，后世的方剂分类，就是在徐之才"十剂"的基础上发展起来的。

《备急千金要方》所载徐之才的"逐月养胎方"论述了妊娠不同时期的护理要点、饮食宜忌、多发病证、适服汤药、针灸禁忌及胎教等内容。

徐之范，徐雄次子，徐之才之弟，仪同大将军，亦以医名，至袭兄爵为西阳王。

第七世，徐敏齐。徐之范之子，工医，博才多艺。隋开皇年间赠朝散大夫。

第八世，徐复。徐敏齐之侄，以治"黄（疸）病"闻名。

从扁鹊到淳于意，再至徐氏医学世家，扁鹊学派得到更进一步的发展，发展形成了齐派医学一大学术流派。

第二节　儒学与儒医文化

一、儒医的起源与发展

齐鲁是儒家文化的发源地，圣人孔子及孟子均出生在春秋战国时期的鲁国。孔子，名丘，字仲尼，鲁国陬邑（今山东曲阜东南）人，生于鲁襄公二十二年（公元前 551 年），卒于鲁哀公十六年（公元前 479 年），享年 73 岁，是中国春秋末期伟大的思想家、教育家，儒家学派的创始人。大约 200 年之后，孟子出生于离陬邑不远的凫村。孟子，名轲，战国中期鲁国邹人，受业于子思之门人，曾游历于宋、滕、魏、齐等国阐述他的政治主张，还曾在齐为卿。晚年退而著书，传世有《孟子》七篇。孟子卒于公元前 289 年，享年 84 岁。

孔子的思想核心是"仁"，在《论语》一书中，"仁"字出现达 109 次之多，说明"仁"在孔子的思想体系中居于十分重要的地位，以致后人将孔子的思想概括为仁学。"仁"的精神内核就是"己立立人，己达达人""己所不欲，勿施于人"。简单地讲，就是"推己及人"。孔子认为"仁"就是"爱人""非礼勿听，非礼勿言，非礼勿动"，在社会活动中遵礼守礼。曾子曾说："夫子之道，忠恕而已矣。"即孔子一以贯之的仁德，是以忠恕为其根本宗旨的。

孔子是儒家思想的开创者、集大成者，孟子对孔子极为推崇，其谓："孔子之谓集大成。集大成也者，金声而玉振之也。金声也者，始条理也；玉振之也者，终条理也。""金声""玉振"表示奏乐的全过程，以击钟（金声）开始，以击磬（玉振）告终。孟子以此象征孔子思想集古圣先贤之大成，赞颂孔子对文化的巨大贡献。

因此,后人把孔庙门前的第一座石坊命名为"金声玉振"。孟子主要发展了孔子关于"仁"的德治思想,提出了"仁政""王道"的政治思想和"民贵君轻"的民本思想,并以人性本善的"四端"说和"诚者天之道也,思诚者人之道也"的天人合一论,为仁政学说提供论证,从而把孔子思想发展到一个完整的思想体系。唐代韩愈把孟子看作孔子儒家"道统"的真正继承者。北宋时,《孟子》一书被升为经,被列入《九经》,南宋朱熹把《孟子》与《论语》《中庸》《大学》合并称为《四书》,从而确立了《孟子》的经典地位。

孔孟之学虽起自鲁国,但其德泽华夏,流芳万代。自汉代董仲舒提出"罢黜百家,独尊儒术"后,儒学开始占据统治地位,儒家学说成为影响我国整个封建社会的思想意识。儒家思想在不同的历史阶段分别在不同程度上影响了中医学。

汉代,儒家仁爱思想对医生有一定的影响,如东汉和帝时的太医丞郭玉,"仁爱不矜,虽贫贱厮养,必尽心力"。但此时医术被视为小道,医与巫、星相、乐师、百工并列,社会地位低下,许多儒者耻于为医,如华佗为东汉末年名医,但他常以自己本为士人,但以医见业,故"意常自悔"。

魏晋南北朝时期,儒学衰微,玄学盛行,加之医工被列入方技之中,地位不高,故此时的士人并不以知医济人为荣,反以为耻。

迨至唐代,朝野士庶仍耻以医术之名,但一些儒者开始抨击这种现象,指出医术可以疗君亲之疾,可以实现孝悌的目标,如孙思邈说:"余缅寻圣人设教,欲使家家自学,人人自晓。君亲有疾不能疗之者,非忠孝也! 末俗小人,多行诡诈,倚傍圣教而多为欺绐,遂令朝野士庶咸耻医术之名,多教弟子诵短文、构小策,以求出身之道。"其医学伦理思想深深地打上儒家思想的烙印。孙思邈认为"人命至重,有贵千金,一方济之,德逾于此",体现了儒家强调尊重人的生命的原则。他在《大医精诚》中把"医为仁术"的精神具体化,提出医家应有"恻隐之心"。他说:"凡大医治病,必当安神定志,无欲无求,先发大慈恻隐之心,誓愿普救含灵之苦。若有疾厄来求救者,不得问其贵贱贫富,长幼妍媸,怨亲善友,华夷愚智,普同一等,皆如至亲之想。"孙思邈提出医生对待患者应该一律平等相待,不论贫富贵贱、老幼美丑,都要一视同仁,体现了儒家"泛爱众"的观点。唐代士大夫在孔孟孝悌思想影响下习医之人开始增多,如《外台秘要》的作者王焘,其出身名门,祖父王珪为太宗朝宰相。王焘身在官宦之家,任职于弘文馆,并非专职的医生,但他因幼年多病,年长喜好医术,又其母疾病弥年,有感于不明医者,不得为孝子,遂立志学医。他曾任职于弘文馆长达20余年,在此期间博览古代医学文献数千卷。凡所览阅之书,其均逐条采摘记录,积累了大量资料,撰成了大型医学类书《外台秘要》，可以说是集唐代以前的医学文献之大成。原始的动机与儒家孝悌思想是分不开的。

宋代是儒医大量涌现的时期。虽儒医现象早已有之，但至宋代始有儒医之称。一般认为，儒医最早见于南宋洪迈的《夷坚志·甲志》："有蕲人谢与权，世为儒医。"《宋会要辑稿·崇儒三》曰："八月十日臣僚言：夫见朝廷兴建医学，教养士类，使习儒术者，通黄素，明诊疗，而施于疾病，谓之'儒医'，甚大惠也。"儒医的形成与发展不仅是医、儒在历史发展进程中长期交融的产物，也是宋太祖以来的北宋统治者长期刻意培养扶植的产物。

明清时期大批儒士弃儒从医，使整个医生学术队伍的知识结构、文化素养等有了明显的提高，这为医学的创新发展提供了良好的平台。元代傅若金在《赠儒医严存性序》中道："儒者通六籍之义，明万物之故，其于百家之言，弗事则已，事之必探其本始，索其蕴，极其变故。"具有良好文化素养的儒医在行医时，不仅要知其然，也要知其所以然，穷究其源。此时，长期习儒养成的思维方式、宽广的知识面均派上了用场。例如，金元时期的张元素自幼习儒，8 岁举神童，27 岁试经义进士，因犯讳被除名，乃退而从医。宋代局方盛行，推行成药，忽视医理，张元素针对这一情况，深入思考，指出治病宜根据气候变化和患者的体质等情况灵活处方用药，创立了脏腑辨证学说和归经学说，开创了辨证用药的新形势，李时珍对其高度赞赏，称其"《灵》《素》之下一人而已"。又如，元代具有雄厚儒学功底的朱丹溪提出了"阳常有余，阴常不足"的著名论点，其谓："人受天地之气以生，天之阳气为气，地之阴气为血，故气常有余，血常不足。"此说受到了《内经》及儒学思想的影响。如程颢云："天地阴阳之运升降盈亏，未尝暂息，阳常盈，阴常亏。"基于"阳常有余，阴常不足"之说，朱丹溪创立了滋阴降火的治疗法则，创制了"大补阴丸""虎潜丸"等名方，使人体达到阴平阳秘的和谐状态。再如，黄元御主张学医必溯本求源，重视经典，在学术上力倡天人相应学说和气化升降，重视中气，贵阳贱阴，强调辨证施治，《黄氏遗书》评曰："先生著书，以地元为主，以扶阳抑阴为义。窥其旨趣，盖原本大《易》，合符《河》《洛》，约契《参同》，所谓阴阳会通、玄冥幽微者。"

儒医的出现主要有以下三个方面的原因。

1. 医为仁术和知医为孝悌的儒家思想影响　　儒家的伦理观点是中国古代文化的核心，而孝道又是儒家伦理观的基本道德准则。医学在儒家文化的影响下，不断吸收儒学孝道观念，并加以深化，形成了"知医为孝"的医学观点。

2. 官府重视　　赵宋王朝对医学最为留意。在北宋 9 帝中，有 5 位略通医药。据《宋史》记载，宋太祖赵匡胤善艾灸，曾亲自为其弟赵光义艾灸治背；其弟太宗赵光义喜集医方，"藏名方千余首，皆尝有验者"；宋仁宗好针灸，亲自用针刺脑后穴位为自己治病；神宗的诊断水平被称为"上工"；宋太宗、宋仁宗等都亲自为医书作序。宋朝帝王不仅自己喜欢研究医学，而且不断下诏指导全国医事活动。据统计，自宋太祖建隆元年至宋末帝赵昺祥兴二年（960～1279 年），宋代皇帝和政府发布的医学诏令就有 830 次之多。在北宋 167 年的历史上，有 10 次大规模的中央官刻医书。每次皆有一种或数种重要的医药专著行世，并成为医籍之精品。宋统治者又置校正医书局，集中硕儒名医，收集、整理、考证、校勘、写定、出版历代重要医籍，如《素问》《伤寒论》《脉经》《备急千金要方》等，儒臣与医官间的频繁合作，不仅深化了部分儒家官员的医药知识，强化了医官的仁义之道，而且为医、儒的沟通架起一座桥梁。

　　3."不为良相，愿为良医"的士人愿望　　儒者仕途不利，转而习医，说明儒与医之间存在着某种联系。徐春甫《古今医统大全》云："吾闻儒识礼义，医知损益。礼义之不修，昧孔孟之教，损益之不分；害生民之命。儒与医岂可轻哉！儒与医岂可分哉！"明代李梴亦提出"医出于儒"。儒医的文化水平很高，他们具有丰富的经、史、子、集即文、史、哲知识素养和很强的阅读理解能力，历代儒医不乏自学成医之大家。例如，清代名医徐大椿，习医是缘于家人病故。"余少时颇有志于穷经，而骨肉数人疾病连年，死亡略尽。于是博览方书，寝食俱废。如是数年，虽无生死肉骨之方，实有寻本溯源之学。九折臂而成医，至今尤信。"他的三弟病瘠，四弟、五弟相继病死，其父亦悲痛致疾。因此，他阅读家中所藏之书，自《内经》迄元明时期的医书数十种，反复揣摩，寝食俱废，深悟其中之理，终致自学成才。古人常以医相并称，"不为良相，愿为良医""良医之法通于良相"等，认为两者在社会功能上只有量的差异，没有质的区别。徐大椿在《医学源流论》一书中，专门撰文《医道通治道论》："治身犹治天下也。天下之乱，有由乎天者，有由乎人者。由乎天者，如夏商水旱之灾是也；由乎人者，如历代季世之变是也。而人之病，有由乎先天者，有由乎后天者。由乎先天者，其人生而虚弱柔脆是也；由乎后天者，六淫之害、七情之感是也。先天之病，非其人之善养与服大药不能免于夭折，犹之天生之乱，非大圣大贤不能平也。后天之病，乃风寒暑湿燥火之疾，所谓外患也；喜怒忧思悲惊恐之害，所谓内忧也。治外患者，以攻胜。四郊不靖，而选将出师，速驱除之可也。临辟雍而讲礼乐，则敌在门矣。故邪气未尽而轻用补者，使邪气内入而亡。治内伤者，以养胜。纲纪不正，而崇儒讲道徐化导之可也。若任刑罚而严诛戮，则祸亦深矣。故正气不足而轻用攻者，使其正气消尽而亡。然而大盛之世不无顽民,故刑罚不废则补中之攻也。然使以小寇而遽起戎兵,是扰民也。故补中之攻不可过也。征诛之年亦修内政,故教养不弛则攻中之补也。然以戎首而稍存姑息,则养寇也。故攻中之补不可误也。天下大事,以天下全力为之则事不堕;天下小事,以一人从容处之则事不扰。患大病以大方制之则病气无余;患小病以小方处之则正气不伤。然而施治有时,先后有序,大小有方,轻重有度,疏密有数,纯而不杂,整而不乱。所用之药各得其性,则器使之道;所处之方各得其理,则调度之法。能即小以喻大,谁谓良医之法不可通于良相也!"从病因、病理、治则、治法和治疗中如何掌握攻补兼施的尺度,与儒家礼乐兵刑的治国方略紧密联系,详细论述了治病之法与治国之术的相通之处,充分阐明了医、儒同道。

二、儒学对中医学的影响

儒学对中医学的影响主要体现在仁孝观和致中和两个方面。

1. 仁孝观促进中医学的传承与发展   仁孝观对中医学的影响主要表现在两大方面:一是"医乃仁术",二是"知医为孝"。儒家的忠孝观与仁义济世观与中医学的社会作用及其性质有一致性,促使大批儒士从事中医的学习和研究,对中医学的发展有着积极的作用。

(1) 明确"医乃仁术"的行医本质:"仁"是中华民族传统美德,在《尚书·商书》中就已出现,到春秋时期,"仁"的思想得到极大发展。《论语》一书中,"仁"字出现达 109 次之多,在儒家的"仁、义、礼、智、信"等理论范畴中,"仁"始终居于首要地位。孔子说:"道二,仁与不仁而已矣"。说明"仁"在孔子的思想体系中占有十分重要的地位,以致后人将孔子的思想概括为仁学。孔子认为"仁"的基本含义是"爱人"。首先是爱自己的亲人,即以"孝悌"为"仁之本";继而以忠恕之道将这种血缘关系推广至社会上所有的人,即"泛爱众而亲人"。其后,孟子继承发扬"仁"的思想,认为"人皆有不忍人之心""恻隐之心,仁之端也"。"仁术"一词首见于《孟子·梁惠王上》"无伤也,是乃仁术也",这是孟子对"为仁之道"的阐发。随着孟子在北宋的地位不断提高、孟子学术思想影响范围的不断扩大,由于医学蕴涵有博爱济众的特征,加之理学中人对仁爱思想的进一步传播,医学逐渐被定名为"仁术"。明代王绍隆《医灯续焰》:"医以活人为心。故曰:医乃仁术",把医学作为仁术,反映了古代朴素的人道观念,是对中国传统医德思想的高度概括。从语言的表述上看,"医乃仁术"的关键词是"仁","仁"是儒家思想最核心的范畴,也是儒家精神最根本的体现。"医乃仁术"即是说医术是爱人、救治性命的技术，医学是爱人、拯治人类疾苦的科学。因此，"医乃仁术"是对医术、医学的定义，规定了医术和医学的性质。孔子重"生"而不究"死"，他始终关注现实的人生。孟子也承认"生"，"我所欲也"。《荀子·正名》谓："人之所欲，生甚也；人之所恶，死甚矣"。在《荀子·王制》还进一步提出"人有气有生有知亦且有义，故最为天下贵也"。《素问·宝命全形论》中有"天覆地载，万物悉备，莫贵于人。人以天地之气生，四时之法成"的精辟概说。唐代孙思邈在《备急千金要方》中则进一步强调："人命至贵有贵千金，一方济之，德逾于此"，并将自己的医著都冠以"千金"两字。孔子定义"仁"为"爱人"，就是真诚的爱人之情。这一爱人之情体现为多个方面的内容，在人与人之间的表现很是不同，如父亲对儿子的爱是慈，儿子对父亲的爱是孝，君对臣的爱是礼，臣对君的爱是忠等，如果把它具体到医生对患者，则是救治性命。东汉名医张仲景在《伤寒杂病论》的序中明确提出："精究方术，上以疗君亲之疾，下以救贫贱之厄，中以保身长全，以养其生。"清代喻嘉言在《医门法律》亦指出："医，仁术也。"正因为古代医家认识到医学是救治性命的科学，为患者治病相当于救人出水火之困，故而医生能不避艰辛甚至吉凶，"一心赴救"，实践着医学的爱人精神。《医灯续焰》曰："医乃仁慈之术，须披发有疾而求疗，不啻求救焚溺于水火也。"《小儿卫生总微论方》云："凡为医者，遇有请召，不择高下，远近必赴。"孙思邈在《备急千金要方》中亦提出："若有疾厄来求救者……不得瞻前顾后，自虑吉凶，护惜身命……勿避昼夜寒暑，饥渴疲劳，一心赴救。"在重生思想的指导下，医家关注人的健康长寿，关注与健康长寿有关的饮食起居、防老治病方法，由此产生出丰富的医学理论和养生防老之术。

（2）"仁爱之德"为行医准则：医学之仁爱主要具有伦理道德概念上的含义，强调用"仁爱"的道德标准作为行医的行为准则，从而使医学成为践行儒家之仁的一种技艺。它包括不忍、博爱、赤诚三个层次。不忍，即恻隐之心。为医者，最重要的是应有仁爱之心。晋杨泉曰："夫医者，非仁爱之士不可托也。"而仁爱之心本源于"恻隐之心"。朱熹注解为"恻，伤之切也；隐，痛之深也。此即所谓不忍人之心也"，即不忍心看到别人遭受痛苦的怜悯、同情之心。孙思邈"凡大医治病……先发大慈恻隐之心"则道出了不忍之心是行医者首要的必备品质。博爱，即"爱人""泛爱众"。医生有仁爱之心，才能博施济众，对所有患者一视同仁。清代费伯雄说："欲救人而学医则可，欲谋利而学医则不可。"孙思邈在《大医精诚》中提出："若有疾厄来求救者，不得问其贵贱贫富，长幼妍媸，怨亲善友，华夷愚智，普同一等，皆如至亲之想。"在医生眼中，无论贫富贵贱，都是患者，对之用心皆一,施药无二。明代医家龚廷贤严厉谴责了那些对于贵贱贫富患者不能平等相待的医生,在《万病回春·医家病家通病》中指出:"医乃生死所寄,责任匪轻,岂可因其贫富而我为厚薄哉?""每于富者用心,贫者忽略,此非医者之恒情,殆非仁术也。"赤诚,即至诚,指以真实可信,不虚伪的态度对待患者。如何做到诚,《礼记·中庸》有云:"博学之,审问之,慎思之,明辨之,笃行之。"明代医家李梴在《医学入门·习医规格》中以一句话概括为医之道,就是"不欺而已矣"。一是医生本身的素质要求,即不自欺;二是对待患者和同道的态度,即不欺人。"不自欺"主要是指在学问上要"知之为知之,不知为不知""不得道听途说,而言医道已了"。"不欺人",首先是不欺患者。医生一身系患者之安危,诊治时必须要严肃认真,切忌粗心大意,敷衍了事。"不得于性命之上,率尔自逞俊快,邀射名誉,甚不仁矣""不得以彼富贵,处以珍贵之药"。历代医家对庸医不负责任的诊疗作风进行过尖锐的批评,如徐大椿《医学源流论·医家论》言到:"或立奇方以取异,或以僻药以惑众,或用参茸补热之药以媚富贵之人……或造假经伪说瞒人骇俗,或明知此病易晓,伪说彼病以示奇……此等之人,不过欲欺人图利。"其次是不欺同道。对同道不嫉贤妒能任意訾毁,并且要做到"有学者师事之……不及者荐拔之"。

齐鲁医学与文化

（3）"修身慎独"为实现途径:仁爱的实践特别强调慎独,慎独既是仁爱包含的内容,又是实现仁爱的途径和方法。慎独是指在独立活动、无人监督、有做坏事的可能并不被发现的情况下,仍能坚持自己的道德信念,自觉地按照一定的道德准则去行动。儒家对慎独在道德修养中的作用进行过深入探讨,《中庸》:"是故君子戒慎乎其所不睹,恐惧乎其所不闻。莫见乎隐,莫显乎微,故君子慎其独也。"君子在无人看到之处都要警戒谨慎,在无人听到之处也要恐惧护持。最隐蔽的地方也是最容易被发现的,最细微的事物也是最容易显露的,最隐蔽处最能看出人的品质,最微小处最能显示人的灵魂。传统医德把慎独作为自身的修养方法,是因其更切合诊疗实际。医学中的慎独之"独",是指个体诊疗过程。医学道德修养中的慎独,指的是医生在独立工作、无人监管时仍能坚守医德信念,自觉履行医德义务和规范,不做任何违反道德的事,始终坚持慎独的医德修养方法和境界。要做到慎独,必须在隐微处下功夫,孙思邈在《大医精诚》中说,医生出诊到患者家,要"澄神内视,望之俨然,宽裕汪汪,不皎不昧"。慎独强调了道德主体内心信念的作用,体现了严格要求自己的道德自律精神,体现了一个人自觉实践道德行为的意义。它不仅是一种道德修养方法,也是一种更高的道德境界。

（4）重视"知医为孝"的伦理思想:《说文解字》训孝为"善事父母"。春秋战国时期,孔孟等儒家将这种氏族社会的古朴遗风纳入"仁"的范畴。《孟子·离娄上》曰"仁之实,事亲是也"。古人讲究"忠孝两全",孝以事亲,忠以事君,忠孝连在一起构成了中国文化的一个重要内涵,疗君亲之疾被看成是尽忠孝的最好表现方式,故自古就有"为人子者不可不知医"的古训。知医为孝是医学中一个很重要的观点,被很多医家所认同和推崇。齐梁时期"不明医术者不得为孝子"。魏晋医家皇甫谧在《针灸甲乙经·序》中说:"夫受先人之体,有八尺之躯,而不知医事,此所谓游魂耳。若不精通于医道,虽有忠孝之心,仁慈之性,君父围困,赤子涂地,无以济之。"南北朝时期医家许道幼认为,不知方术不谓孝,并因母疾而习览经方,精钻医术,成为一代名医。隋朝医家许智藏认为"为人子者,尝膳视药,不知方术,岂谓孝乎。"唐代医家孙思邈也强调为孝学医,《备急千金要方·序》中说:"君亲有疾不能疗之者,非忠孝也。"

"知医为孝"是宋代"二程"(程颢、程颐)援医入儒的思想产物,程颢说:"病卧于床,委之庸医,比之不慈不孝。事亲者亦不可不知医。"程颐曰:"今人视父母疾,乃一任医者之手,岂不害事?必须识医药之道理,别病是如何,药当如何,故可任医者也。"知医为孝论的基础仍是孔孟仁孝观,是将儒家事亲尽孝与医道相提并论的儒医合参之说。关心父母的健康与疾病,成为一些儒子学习医术的真正动机。例如,刘完素其母患病,三次延医不至而死,以致遗恨万分,遂立志于医;朱丹溪因母患脾疼,众医束手,故改攻医学;李东垣因母病被庸医杂乱投药而死,但仍不知所患何病,痛悔之至,遂拜张元素为师学医;明代王纶因父病而习诵医经本草,为官后仍兼疗民疾;吴瑭《温病条辨》自序中也言:"以为父病不知医,尚复何颜立于天地间!"《中医人物词典》收录有6 200余位历代中医医家,对其身份分析后发现有813位弃儒行医,占13%,其中就有172位是因孝而习医,占了21%。由此可见,以医为孝的观念成为儒家的一种传统。

继承父志是"孝"的主要内容。孔子说:"父在观其志,父没观其行,三年无改于父之道,可谓孝矣。"历代医学家中出身世家的为数不少,如南北朝时期北魏医家李修的父亲李亮曾学医术,李修与其兄均继承父业习医,而李修的医术又在其父兄之上;南朝陶弘景也出身世医,他的祖父及父亲皆习医术;与陶弘景同一时期的名医徐之才也出身世医家庭,徐氏一族八世行医,历时二百年;唐慎微、刘翰、庞安时、杨介、杨士瀛等皆出身于医学世家;宋代名医孙用和精于医道,善于用张仲景之法治伤寒,远近闻名,其子孙奇与孙兆都是进士出身,均通晓医道,为校正医书局主要成员,参与校正古代著名医书;宋代名医钱乙随其姑夫吕氏习医;明代医学家李时珍的祖父、父亲都是名医,其落举后遂从父习医;张景岳之父素晓医理,张景岳幼时即从父学医;清代叶天士祖父叶时、父亲叶朝都精通医术。

儒家的仁孝济世观激发许多儒士学习医术,壮大了中医学队伍,从而促进了中医学的发展,尤其是对传统老年医学的形成和发展起到了推动作用。由儒家倡导、在民间形成的尊老习俗,吸引着医生从事老年病的医疗。《孟子·公孙丑下》谈到当时社会上以爵位、高龄和品德三者为人所共尊:"天下有达尊三。爵一、齿一、德一。"正是这种社会风俗,引发了行医者以治老年病为务。另外,遵循儒家孝道,为人子者要想更好地事亲,就需要了解老年医学知识,从而推动了老年医学论著的问世和普及。从《内经》开始就有关于养老防老方面的论述,孙思邈《千金翼方·养老大例》是我国最早阐述老年医疗的专论,宋代陈直的《养老奉亲书》则是世界上现存最早的一部老年病学专著。

2. 儒家致中和思想渗入中医学各个方面　　"中"的概念出现较早,《论语·尧曰》:"允执其中。""执中"或"用中",就是要抓住两端之间的中心点,不可过之,也不可不及。首次提出"中庸"的是孔子,他将"中"和"庸"联系起来,作为最高的道德标准予以系统发挥。《论语·雍也》:"中庸之为德,其至矣乎!"庸有两义,一为"用",一为"常"。中庸即用中,以中为常道。孔子承认事物中对立的"两端"是客观存在的,主张采取"和"的方法,"礼之用,和为贵",防止斗争激化和矛盾转化。郑玄在解释《中庸》篇名时说,《中庸》就是记述"中和之为用"的,即怎样达到中和。"中"与"中和"的含义相通,所以后世儒者多以"中和"通于"中庸"。

孔子以后的儒者,对"中庸"进行了反复阐述和发挥,《礼记·中庸》曰:"中也者,天下之大本也;和也者,天下之达道也。致中和,天地位焉,万物育焉。"使中庸或中和成为儒家认识世界对待人生的基本价值观念。

儒学的中庸之道里包含有丰富的辩证法思想,认为事物的发展有个适度的问题,反对过与不及,这一哲学思想广泛地贯穿和渗透于中医学的生理、病因、病理、诊断、治疗及养生学说之中。

(1) 在生理上,中和是一种最佳的生理状态。中医学认为人体阴与阳之间,既有对立、消长的关系,又有依存、转化的关系。在这一系列复杂的生理活动过程中,保持相对的平衡状态是重要的条件。这种思想早在《内经》中就有体现。《素问·生气通天论》:"凡阴阳之要,阳密乃固,两者不和,若春无秋,若冬无夏,因而和之,是谓圣度……阴平阳密,精神乃治。"《素问·调经论》:"阴阳匀平,以充其形,九候若一,命曰平人。"《素问·平人气象论》:"平人者不病也。"阴阳的均平或调和是以阴阳双方各自的恪守职责即得其"中"或"中节"为前提的,如阴主

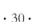
齐鲁医学与文化

藏精、阳主卫外,彼此相互依存、相互为用。从人体的生理上看,"阴在内,阳之守也;阳在外,阴之使也"。人的整体功能状况,取决于各部分功能的正常,即"中节"和相互配合,只有"血和则经脉流行""卫气和则分肉解利""志意和则精神专直""寒温和则六腑化谷……"才能保持"人之常平"的健康状态。儒家的"中和"思想对中医生理学的影响与渗透在历代的医药学著作中不断继承和延续,同时叙述得更加详细。如宋代严用和的《济生方·制方》:"论曰:一阴一阳之谓道,偏阴偏阳之谓疾。夫人一身,不外乎阴阳气血,相与流通焉耳!如阴阳得其平,则疾不生。"他强调血气流通,阴阳得其平。金代刘完素在《素问玄机原病式·火类》中指出:"孤阴不长,独阳不成。"张介宾也提到"阴阳表里,原自相依。不惟阳密足以固阴,而阴强亦能壮阳也""阳不能独立,必得阴而后成""阴不自专,必因阳而后行""所谓独阳不生,独阴不长也"。章楠在《医门棒喝》卷之三中说:"夫致中和,天地位焉,万物育焉。天地之大德曰生者,得中和之道也。中和者,阴阳两平,不偏不倚。"他明确地把"阴阳两平,不偏不倚"归结为"中和"即中庸的思想。此类语言和思想,在历代医著中俯拾即是,不胜枚举。以上表明中庸之道对中医生理学说的影响是根本性的。

（2）在病理方面,失中和则为疾病具体体现。如《内经》对病因致病特点的认识大致有时气失常、情志过激、饮食失节、劳逸失度等方面,这些都是失中和思想的体现。时气方面,《素问·六节藏象论》:"未至而至,此谓太过,则薄所不胜而乘所胜也,命曰气淫……至而不至,此谓不及,则所胜妄行而所生受病,所不胜薄之也,命曰气迫。"情志方面,《素问·举痛论》:"怒则气上,喜则气缓,悲则气消,恐则气下……惊则气乱,劳则气耗,思则气结。"饮食方面,《素问·痹论》:"饮食自倍,肠胃乃伤。"《素问·至真要大论》:"夫五味入胃,各归所喜……久而增气,物化之常也。气增而久,夭之由也。"《灵枢·师传》:"食饮者,热无灼灼,寒无沧沧,寒温适中,故气将持,乃不致邪僻也。"劳逸方面,《素问·举痛论》:"劳则耗气""劳则喘息汗出,外内皆越,故气耗矣。"《素问·宣明五气》:"久视伤血,久卧伤气,久坐伤肉,久立伤骨,久行伤筋。"《素问·痿论》:"入房太甚,宗筋弛纵,发为筋痿,及为白淫。"这些说法,都从一定的角度指出"过"与"不及"对人体的损害,实为失中和思想在病因学中的贯彻和表现。

中庸、执中、适中既然是人体正常生理状态的前提,那么失中和、失衡就是引起各种病理状态和病理过程的决定因素。由于阴阳是八纲的总纲,所以中医病理又主要表现为阴阳失衡,而阴阳失衡的一般表现是阴阳的偏胜偏衰。《素问·阴阳应象大论》曰:"阴胜则阳病,阳胜则阴病。阳胜则热,阴胜则寒。重寒则热,重热则寒。"张介宾在《类经·阴阳类》中提出："阴盛则阳病,阳盛则阴病……此言阴阳偏盛之为病也,阴阳不和,则有盛有亏,故皆能为病。"《济生方·制方》曰:"阴阳偏胜,则为痼冷、积热之患矣。所谓痼冷者,阴冷沉痼而不解也;积热者,阳毒蕴积而不散也……古贤云:偏胜则有偏害,偏害则为偏绝。"

除了阴阳失调外,气血失常、气机升降出入失常也是病变的基本机理,《素问·调经论》曰:"血气不和,百病乃变化而生""血有余则怒,不足则恐……气有余则喘咳上气,不足则息利少气……形有余则腹胀,泾溲不利,不足则四肢不用……志有余则腹胀飧泄,不足则厥"。《素问·六微旨大论》曰:"出入废则神机化灭,升降息则气立孤危。故非出入则无以生长壮老已,非升降则无以生长化收藏。"这些都体现了失中和而致病的思想。

古代医家援阴阳而论医的同时,也引入了五行学说,以解释脏腑的生理功能、相互关系,以及人与自然的复杂关系。从五行生克制化调节规律中,可感悟到儒家"致中和"的稳态思想。事物之间相生、相克的调节效应,不仅维持了事物本身的稳态,更维持了五行系统循环的整体稳态。当这个稳态失衡时,就会导致疾病的发生。《素问·五运行大论》曰:"气有余,则制己所胜而侮所不胜;其不及,则己所不胜侮而乘之,己所胜轻而侮之;侮反受邪,侮而受邪,寡于畏也。"

(3) 在诊断方面,中医认为"以我知彼,以表知里;以观过与不及之理,见微得过,用之不殆",明确提出了"观过与不及之理"是中医诊断的关键所在。而只有在诊断正确时,才能做到"用之不殆"而治愈疾病。

《素问·脉要精微论》说:"赤欲如白裹朱,不欲如赭;白欲如鹅羽,不欲如盐;青欲如苍璧之泽,不欲如蓝;黄欲如罗裹雄黄,不欲如黄土;黑欲如重漆色,不欲如地苍。"这里的"五欲"为五色隐含,符合无过不及的中庸之理,是有生气之色。而"五不欲"为五色浮露,是中庸之理所忌的太过,是五脏精气败露之象,多为凶兆。《灵枢·五色》说:"五色各见其部,察其浮沉,以知浅深;察其泽夭,以观成败;察其散抟,以知远近;视色上下,以知病处;积神知于心,以知往今。"这里所说的浮沉、浅深、泽夭、成败、散抟、远近、上下等都是指对立的两端,而综合诸对立的各端,以符中庸之理,才能做到全面、正确的诊断。

在脉诊上是根据"平脉"来确诊"平人"的。《素问·平人气象论》说:"人一呼脉再动,一吸脉亦再动,呼吸定息脉五动,闰以太息,命曰平人。平人者,不病也。"反之,太过或不及,都提示有病。"人一呼脉一动,一吸脉一动,曰少气……人一呼脉三动,一吸脉三动而燥,尺热曰病温,尺不热脉滑曰病风,脉涩曰痹。"另外,"平脉"的标准随季节的不同而有相应的变化,"春胃微弦曰平……夏胃微钩曰平……长夏胃微软弱曰平……秋胃微毛曰平……冬胃微石曰平"。春主升发，肝木当令，春季的平脉应略带弦象；夏主长养，心火当令，夏季的平脉应略洪大；以此类推，"毛脉"指浮脉，与秋气相应，"石脉"指沉脉，与冬气相应。此外，由于年龄、性别、体质及身体活动状态的不同，脉象都会随之发生某些生理性的变化。正体现了《论语·雍也》"君子之中庸也，君子而时中"的"时中"思想。

（4）在治疗方面，调整阴阳，补偏救弊，"补其不足，泻其有余"，恢复阴阳的相对平衡，使之达到"阴平阳秘"，就成为中医理论治疗原则中的根本大法。根据这个原则，又衍化出许多具体治法，如《素问·至真要大论》所载："寒者热之，热者寒之，温者清之，清者温之，散者收之，抑者散之，燥者润之，急者缓之，坚者软之，脆者坚之，衰者补之，强者泻之。"这些治则明显承袭了史伯"以它平它谓之和"的思想方法。

在治法上，有"和法"与"和剂"。和法，又称调和法或和解法，是通过调整人体机能以解除病邪的一种治疗方法，一般用于阴阳失调的较复杂的病证，如邪在少阳半表半里、肝脾不和、肠胃不和、阴阳表里失和之证等。和法是以调和为主，它抓住矛盾的两个方面如寒热，选用适当的热药或寒药以祛除病邪，达到中和的目的。

在选方上，要通过合理配伍，调其偏胜，制其毒性，增强或改变其原来的功用，消除或缓解其对人体的不利因素，发挥其相辅相成或相反相成的综合作用。制方要注意君臣佐使原则，《素问·至真要大论》曰："主病之谓君，佐君之谓臣，应臣之谓使。"通过"和"的合力，达到治病目的。何瑭《医学管见》中有云："然或热药之过甚而有害也，须少用寒凉药以监制，使热不至为害，此则所谓佐也；至于五脏六腑，及病之所生，各须有引导之药，使药与病相遇，此则所谓使也。"即佐制药是防止君太过，使助君药之力。以麻黄汤为例，方中配以杏仁作为佐助药而降肺气，散风寒，同麻黄一宣一降，增强解郁平喘之功。这种配伍抓住"宣"与"降"这一对矛盾，分别用麻黄和杏仁，共同达到"执两用中"的效果。

在具体用药上也有要求，《素问·五常政大论》云："病有久新，方有大小，有毒无毒，固宜常制矣。大毒治病，十去其六；常毒治病，十去其七；小毒治病，十去其八；无毒治病，十去其九。谷肉果菜，食养尽之，无使过之。伤其正也。"药量无论"过"或"不及"都不利于病，"用药虽善，若无胆量勇敢而药不及病，亦犹杯水车薪，尚恐弗济。"因此，临证处方用药应进止有度而适中，依据患者的年龄、体质强弱、病程久暂、病势轻重及所用药物的药性和作用强度等具体情况来进行全面考虑。

《素问·至真要大论》说："谨察阴阳所在而调之,以平为期。"清代吕震名《伤寒导源·脉分阴阳死生论》："所谓病者,悉由乎阴阳之偏也。仲景治病诸法,第就其阴阳之偏胜者。剂其偏而病自已。"这种补其偏衰、损其有余,以及阴中求阳、阳中求阴等具体原则,正是儒家中庸之道指导之下的产物。

(5)在养生方面,中医养生倡导动静结合、动中寓静、动而中节。《内经》提出适应环境四时气候变化的养生方法。根据一年四季春温、夏热、长夏湿、秋燥、冬寒的变化和生物与之相应的春生、夏长、长夏化、秋收、冬藏生长规律,提出"动作以避寒,阴居以避暑""春夏养阳,秋冬养阴"的顺应四时的养生规律,符合"中和"思想中的"时中"思想。《素问·上古天真论》曰:"法于阴阳,和于术数,饮食有节,起居有常,不妄作劳,故能形与神俱,而尽终其天年,度百岁乃去""虚邪贼风,避之有时……处天地之和,从八风之理"。董仲舒在《春秋繁露》中也指出:"男女体其盛,臭味取其胜,居处就其和,劳佚居其中,寒暖无失适,饥饱无失平,欲恶度礼,动静顺性,喜怒止于中,忧惧反之正。此中和常在乎其身,谓之大得天地泰。大得天地泰者,其寿引而长。不得天地泰者,其寿伤而短。"孙思邈有云:"人之寿夭,在于摄节。"孙希旦《礼记集解》曰:"有所抑而不敢肆谓之摄,有所制而不敢过谓之节。"因此,养生的秘旨在于持平。故中医养生提出要啬神、惜气、节劳、省食、葆精等。

齐鲁医学与文化

儒学经历了先秦子学、两汉经学、魏晋玄学、隋唐佛学、宋明理学、清代朴学的历史嬗变,但孔孟的仁学是历代学者承继的核心,以中庸之道为价值观的文化心理是一脉相承的。儒学文化渗透入国民的思维方式中,对医生人格素质、中医理论体系形成等方面都产生了重要的影响。

第三节　稷下学宫与精气学说

稷下学宫,又称稷下之学,是战国时期田齐的官办高等学府,位于齐国国都临淄(今山东省淄博市)稷门附近。作为当时百家学术争鸣的中心,其兴盛时期曾容纳了当时"诸子百家"中的几乎各个学派,其中主要的如道、儒、法、名、兵、农、阴阳诸家。稷下学宫汇集了天下贤士多达千人左右,其中著名的学者如邹子(邹衍)、田骈、慎子(慎到)、申子(申不害)、鲁连子(鲁仲连)、驺子(驺奭)、荀子(荀况)等。这期间产生了大量的著作,其中《管子》《晏子春秋》《周官》等书之编撰,亦有稷下之士的参与,有力地促进了天下学术争鸣局面的形成。其中的精气学说、阴阳五行学说对中医学影响极大。

中医学的基础理论主要包括哲学思想、人体生理病理认知、治疗原则等。其中对中医理论体系形成较大影响的哲学思想主要有精气学说、阴阳五行学说。这些哲学思想的雏形都形成于齐鲁大地。

一、精气学说

1. 精气学说发端于《管子》　　《管子》是春秋战国时期的一部重要著作,对于该书的作者,自古至今有几种不同的观点。一是管仲全部遗著说。此类观点在古代非常盛行。历代各种官志目录的作者都认为《管子》为管仲所著,如《汉书·艺文志》载:"《管子》八十六篇。名夷吾,相齐桓公,九合诸侯,不以兵车也。有《列传》。"《隋书·经籍志》载:"《管子》十九卷齐相管夷吾撰。"《旧唐书·经籍志》载"《管子》十八卷管夷吾撰",等等。二是管仲部分遗著说。此说以《四库全书总目》最有代表性。《四库全书总目》载:"管子二十四卷,旧本题管仲撰。"刘恕《通鉴外纪》引傅子曰:"管仲之书过半便是后之好事所加,乃说管仲死后事,轻重篇尤复鄙俗。"三是以朱熹及胡适为代表的伪托附会说。朱熹认为《管子》非管仲所著。管仲当时任齐国之政,应该没有时间著书。该书应是战国时人收拾当时行事言语,并附以他书。四是非管仲遗著而亦非一人一时所作说。此种观点以叶适最具代表性,他说:"《管子》非一人之笔,亦非一时之书,莫知其所为。"顾颉刚先生认为《管子》"是一部稷下丛书",冯友兰先生认为是"稷下学宫的学报"。此外,还有一些与此大同小异的说法,如"稷下学士们的著作总集""稷下先生论文集"等。此种观点至现代逐渐被学者接受,可以"称之为'管仲学派'的稷下学士的论著"。

关于"精气",古代一些哲学著作都有所论及。老子的"道"就是《管子》精气的前身。老子认为"道"是"先天地生"的世界本原,是无形、无声、无体的感知的东西,它恍惚不定、不可捉摸,只是一种纯粹的思维抽象。"精气"的概念最早见于《易传》和《管子》。《易传》说:"精气为物"。《管子》则汲取了老子有关"道"的含义,吸收它"其中有精""冲气以为和"的基本内核而创立了精气学说。它在《管子·内业》中将精气定义为"精也者,气之精者也",并认为"精气"是万物之本根,万物"有气则生,无气则死,生者以其气"。

《管子》精气说是从老子的理论体系中脱胎而来,因此它不可避免地带有老子思想的某些痕迹,其中最明显的是它有时还沿用老子的"道"作为精气的同义词，常常"道""气"通用，"道"即是"气"，"气"即是"道"。例如，《管子·心术下》的"气者，身之充也"和《管子·内业》的"道者，所以充形也"；《管子·心术上》论述气"其细无内，其大无外"，论述道"其大无外，其小无内"；《管子·内业》中提及精气"下生五谷，上为列星"，提及道"万物以生，万物以成"，等等。

2.《管子》精气学说认为精气是万物之源　　《管子·内业》说："凡物之精，比则为生。下生五谷，上为列星。流于天地之间，谓之鬼神；藏于胸中，谓之圣人，是故名气。"天地万物的产生是由精气交错而致。在地上，气生五谷；在天上，气生星辰；游动于天地之间的气生成了鬼神。精气藏于人心，则成为圣人。人类的产生也是秉承上天的精气："凡人之生也，天出其精，地出其形，合此以为人。合乃生，不合不生。"可见，《管子·内业》认为气既是万物之源，也是生命的本源，即"万物以生，万物以成，命之曰道"。《管子·内业》又进一步指出："精存自生，其外安荣。内藏以为泉原，浩然和平，以为气渊。"由于精气的存在及其运动变化，才使"万物以生，万物以成""万物皆得以然，莫知其极"。这个源泉是取之不尽、用之不竭的。"精气"的这种源泉功能也叫作"道"。所以《管子·白心》又说："道者，一人用之，不闻有余；天下行之，不闻不足，此谓道矣。小取焉则小得福，大取焉则大得福，尽行之而天下服。"这指出精气不仅是构成万物的原始材料，而且是万物一切功能属性的唯一源泉。

（1）精气运动不息：精，即精微之气，它是形成天地万物及人类的精微物质，《管子·内业》说"精也者，气之精者也"。精气，是运动不息的，它具有流动变化的特性。它"一来一往""一来一逝""其往不复，其来不舍""往来莫知其时"。正是由于气的这种运动变化，才生成万物，即所谓"有气则生，无气则死。生者以其气"。一方面"一气能变曰精"，气是能够运动变化的精，即没有不变化的精气；另一方面道又"化不易气"，千变万化都改变不了气的物质本体。《管子》在物质运动方面也体现了"气""道"合一论，使"道"由一种抽象性存在演变成物质性实体，揭示了物质和运动的不可分割性。精气由于自身的运动变化而产生了万物，但是这一过程并不是杂乱无章，而是有一定规律的，其中最根本的规律就是"和"。《管子·内业》在谈到由于"天出其精，地出其形"而生成人的时候，特别强调"和乃生，不和不生"。在谈到精气化生万物的时候，又说："凡物之精，比则为生"。"和"是不同事物的适当结合，"比"是不同事物之间的对立统一，两者是一个意思。正是因为万物按照"和"的规律运动变化着，"和则能久"，所以才生生不息，永无穷期。

（2）精气无处不在：精气的最大特点是无固定形体，又无处不在，无时不在。

《管子·内业》说："杲乎如登于天,杳乎如入于渊,淖乎如在于海,卒乎如在于己。"又说："一来一逝,其细无内,其大无外。"精气普遍存在于事物中,周流于天地之间,它充斥宇宙万物之中,"其大无外,其小无内"。而精气的这种流动变化性同样可以用"道"来概括。精气说认为"道"与"气"是不可分割的。《管子·心术上》说："虚而无形谓之道""虚则不屈,无形则无所位,故遍流万物而不变"。这里的"虚"不是"虚无"的意思,而是无处不在之意。

《管子·内业》还进一步指出,充满精气的人体能够产生出智慧,能够"穷天地,被四海。中无惑意,外无邪。心全于中,形全于外,不逢天,不遇人害,谓之圣人",这实际上是深入解释了《管子·内业》所谓的精气"藏于胸中,谓之圣人"之意。《管子·内业》还说："气,道乃生,生乃思,思乃知,知乃止矣。"这里的"道"通"导",是说精气充满于人体之中,使得身体充满生机,就会产生思考,智慧便油然而生。

3.《管子》精气学说对中医学具有极大的影响　　中医学在开始构建自身学术理论之初,即已重视对哲学精气学说的引进和运用。作为中医理论体系奠基著作的《内经》,更是把先秦哲学的精气学说和医学的具体内容结合起来,形成具有独特学科内涵的中医精气理论。在《内经》中,论及"精"或"精气"句凡200余处,论及"气"的数以千计,这说明了"精气"在《内经》理论中的重要地位。以上证明《内经》在创建其中医理论体系时,受到了《管子》精气学说的影响。

（1）精气学说揭示了生命本质的物质性:精气是宇宙万物共同构成本原的哲学思想,渗透到中医学中,认为人体内的精或精气是人的化生之源,是构成人体和维持人体生命活动的最基本物质。《管子》提出了精气化生万物和"化不易气"的学说,《内经》吸收和发展了这种"气一元论"的自然观,认为气是世界的本原,是中医哲学的最高范畴。精气学说认为,世界万物的本原是精气。人是一种高级动物,是隶属于物质范围内的一种生命现象,那么人的这种物质性直接与天地自然相联系。《素问·宝命全形论》中说："人以天地之气生""天地合气,命之曰人"。其指出人是物质的,赖天地之气以生养。这一观点与《管子》之说如出一辙。《素问·六节藏象论》中说："气和而生,津液相成,神乃自生。"这说明人的生命活动是以气为物质基础的,人始于气聚,终于气散。纵观历代名医,无一大家不重气;遍览经典医籍,无一大作不论气。例如,张介宾在《类经·摄生类》中说:"人之有生,全赖此气。"朱丹溪曰:"气血冲和,百病不生。"张子和说:"诸痛皆因于气,诸病皆生于气。"刘完素在《素问病机气宜保命集·原道》说:"人受天地之气,以化生性命也。是以形者生之舍也,气者生之元也,神者生之制也。形以气充,气耗形病,神依气立,气纳神存。"由此可知,气对人的生命是何等重要!基于此，"气"在祖国医学中具有难以替代的重要地位。中医学理论在精气学说的影响下，形成了一套独具特色的精气理论，即气是构成和维持人体生命活动的基本物质。这种人体"气"概念的建立，推动了医学从物质角度考察和分析人体的进程。中医学在广义"气"的概念基础上还派生出许多具体的概念，即所谓狭义的"气"，如"神气""血气""脉气""津气""谷气"等。

（2）精气学说阐明了生命内部的运动性：精气具有较强的运动能力。中医学把物质的这一特性引入到对生命生理病理的分析中来。体内气机的升、降、出、入，起到了沟通内外、协调功能、畅达气机、推动血运、布散精微、排泄废物等作用。通过气的运动及其所产生生理效应，起到促进生长发育的作用，随着气运动的减弱及其所产生的生理效应的降低，于是出现了人体的衰老，直至气的运动停止而导致死亡。因此，《素问·六微旨大论》说："故非出入，则无以生长壮老已；非升降，则无以生长化收藏。"气不但是组成人体的基本元素，也是维持生命活动的基本物质。《管子·内业》说："精存自生，其外安荣，内脏以为泉源，浩然和平以为气渊，渊之不涸，四肢乃固，泉之不竭，九窍遂通。"《内经》也把气作为维持生命活动的基本物质。《灵枢·刺节真邪》说："真气者，所受于天，与谷气并而充身也。"所谓"充身"，就是能维持全身脏腑组织功能活动，脏腑组织的功能活动是气运动变化的反映。《灵枢·邪气藏府病形》说："十二经脉，三百六十五络，其血气皆上走于面而走空窍，其精阳气上走目而为精，其别气走于耳而为听，其宗气上出于鼻而为嗅，其浊气出于胃，走唇舌而为味……"人体的各种基本功能，都是气在不同部位不同运动方式的反映。另外，气的运动还参与了精神、意识、思维等心理活动。《内经》已经认识到精神、意识、思维活动是物质运动的产物，特别是内脏生理功能的体现。《素问·阴阳应象大论》说："人有五脏化五气，以生喜、怒、悲、忧、恐。"人的情志思维过程是以物质为依托的，如《灵枢·本神》说："所以任物者谓之心，心有所忆谓之意，意之所存谓之志，因志而存变谓之思，因思而远慕谓之虑，因虑而处物谓之智。"

二、阴阳五行学说

阴阳五行学说肇始于齐鲁。阴阳说和五行说起初是两种以理论思维来掌握世界的哲学学说。早在夏商时代，原始的阴阳说、五行说就产生在齐国的大地上，到战国时代，邹衍才把两者结合起来形成阴阳五行学说。阴阳说和五行说是在齐国产生和发育成长起来的哲学流派，它深深扎根于齐文化的土壤之中。

1. 阴阳说　　阴阳最初的意义是指阳光的向背,对着太阳光的一面为阳,背着太阳光的一面为阴。《说文解字》解:"阴,暗也。水之南,山之北也。阳,高明也。"段玉裁注:"山南曰阳。"后来引申为气候的寒暖,进而再引申为贯穿于一切事物的两个对立的方面和相互消长的物质势力,于是才有了哲学的意义。

现存文献中最早反映阴阳观念的是《易经》,如"一阴一阳之谓道""太极生两仪,两仪生四象,四象生八卦"等。但是阴阳观念的形成远在《易经》成书之前,其源头可以追溯到齐地原始宗教信仰之一的"八神崇拜"。《史记·封禅书》记载:"四曰阴主,祠三山。五曰阳主,祠之罘。"又说,"八神将自古而有之,或曰太公以来作之。"可见齐国先民崇拜"阴主""阳主"历史悠久。从阴主、阳主之祠分别位于三山之北和芝罘山之南的位置来看,这里阴、阳的意义还是处于原始阶段,齐地应当是阴阳观念最初酝酿产生的主要地区。

《管子·四时》明确指出:"阴阳者,天地之大理也;四时者,阴阳之大经也。"《管子·形势》阐述了阴阳二气在一年四季中的变化规律,认为阴阳运动的规律是客观的,万物的生长收藏也受阴阳的支配:"春者,阳气始上,故万物生。夏者,阳气毕上,故万物长。秋者,阴气始下,故万物收。冬者,阴气毕下,故万物藏。"《管子·乘马》说:"春秋冬夏,阴阳之推移也;时之短长,阴阳之利用也;日夜之易,阴阳之化也。"其从四季的更易、日夜的交替等宏观上对阴阳作了讨论,认为这些现象的发生,是阴阳变化的结果。《管子》还认识到了阴阳转化的条件,也就是物极必反的规律。《管子·白心》说:"日极则仄,月满则亏。"另外,在《管子·侈靡》还提到了"阴之阳""阴之阴",阐发阴阳其大无外,其小无内的无限可分性。

2. 五行说　　五行一词最早见于《尚书·洪范》,其曰:"五行,一曰水,二曰火,三曰木,四曰金,五曰土。水曰润下,火曰炎上,木曰曲直,金曰从革,土爰稼穑。润下作成,炎上作苦,从革作辛,曲直作酸,稼穑做甘。"这里的五行作为自然界的五种物质,强调的是其各自的自然属性,它既不涉及五行内部的生克关系,也没有划分分类,配属五行的思想。所以《尚书》五行所体现的只是一种原始朴素的五行观念。

《管子·四时》和《管子·幼官》中对五行的应用做了比较细致的说明,分别按照木、火、土、金、水的顺序,指出了它们的属性,如四季为春、夏、秋、冬,五方为东、南、中、西、北;天象为星、日、辰、月;人体组织器官为骨、气、皮、甲、血;五色为青、赤、黄、白、黑;五味为酸、苦、甘、辛、咸;五音为角、羽、宫、商、徵;五气为燥气、阳气、和气、湿气、阴气等。尽管有些分法与现在的认识不同,但仍不影响其史料价值。

四时循环往复的自然属性与五行相生理论注重元素顺向动态关系之间有着相通性。五行相生关系的明确记载始见于《管子》一书，其中《管子·四时》就是以四季循环规律作为五行相生的依据。文中按照春、夏、秋、冬四季的顺序分别配以东、南、西、北和木、火、金、水，另外在夏秋之间安排中央和土德，以"辅四时入出"。学术界一般认为，木、火、土、金、水之间的相生关系源于古人对钻木取火、火烬为土、掘土淘金、金属析水、滴水生木的实践经验的总结，而这种循环往复的规律性与四时规律的周期性十分相似。

关于五行相胜的思想萌芽，早在西周时期人们就已经认识到五行之间存在着相胜的关系。《逸周书·周祝解》就提到"陈彼五行，必有胜"一说，《左传·昭公卅一年》中载"火胜金，故弗克"，《左传·哀公九年》中则有"水胜火，伐姜则可"的记载。邹衍的五行相生说与相胜说就是在以上基础上发展而成的。

3. 阴阳说与五行说"合流"　　开两者"合流"之先河的是伯阳父，他用自然界本身存在的两种有着对立统一关系的物质力量，即"阴阳"二气的消长对比来解释自然界现象的变化；同时又从包含着对立统一思想的"和实生物，同则不继"的原则出发，用金、木、水、火、土的五行排列组合来说明世界万物的构成。《国语·郑语》曰："夫和实生物，同则不继。以他平他谓之和，故能丰长而物归之。若以同裨同，尽乃弃矣。故先王以土与金、木、水、火杂以成百物。"韦昭注：杂，合也。周幽王二年，泾、渭、洛三川发生地震，"山崩川竭"。《国语·周语》言："周将亡矣。夫天地之气，不失其序。若过其序，民乱之也。阳伏而不能出，阴迫而不能蒸，于是有地震。今三川实震，是阳失其所而镇阴也。阳失而在阴，川源必塞。源塞，国必亡。"这些表明，当时人们已经看到阴阳与五行并存的情况，但是此时的阴阳五行思想毕竟还是很零碎的，仅限于对自然现象的描绘和解释。

《管子》将阴阳五行思想引入社会领域，并使之获得了长足的发展。《管子·幼官》等四篇虽然以五行相生的循环序列为构架建筑起理论体系，但这种理论体系的内容或精神实质则是阴阳说，即自然界的四时流布及人类社会的农政教令等，一方面是按照五行图式的安排来运作的，另一方面又是由阴阳消长的规律所决定和支配的。如《管子·四时》开宗明义，提出了阴阳之理是刑德之施根据的观点："阴阳者天地之大理也，四时者阴阳之大经也，刑德者四时之合也。刑德合于时则生福，诡则生祸。"《管子·四时》中阴阳时令是全篇的纲领，而这个纲领又是通过五行方位的形式或途径贯彻到每一个季节中去的。《管子·幼官》的纲领也是四时教令的阴阳思想，全文按五行相生的顺序分为东、南、中、西、北五部分，每一部分均冠以"春行冬政肃，行秋政霜，行夏政阉"

齐鲁医学与文化

等警句,然后分别配以相应的色、味、声、数等五行条目,五个部分各居一定方位,构成一幅完整的"玄宫图"。

在五行方位与四时节令配合上,《管子·幼官》和《管子·四时》取四分法:一年分春、夏、秋、冬四季,为配合"五行",在夏、秋之间加上"土",为中央方位。《管子·五行》是五分法:将一年分成五个七十二天,与五行方位相配合,从冬至起,将木、火、土、金、水,配上甲子、丙子、戊子、庚子、壬子,形成了一套五行配五个"七十二天"的分法。《管子·轻重己》取八分法:把全年分成八个"四十六"天,为"春始""春至""夏始""夏至""秋始""秋至""冬始"和"冬至"。

在《管子》中,五行说已经同阴阳说"合流",并真正地结束了长期分离的状态。《管子》中《幼官》《四时》《五行》《轻重己》四篇的阴阳五行图式,标志着阴阳五行合流的初步实现,说明阴阳五行说已经发展到一个新的阶段、新的理论层面。及至邹衍,原始的阴阳五行思想上升到世界观的高度。邹衍建立了一个庞大的阴阳五行思想体系,并终成一家之言,与儒、墨、道、法诸子鼎立,成为一时的"显学"。范文澜先生说:"《周易》讲阴阳,《尚书·洪范》讲五行,原来是解释宇宙的两种不同的哲学思想。阴阳是朴素的辩证法,五行是朴素的唯物论。而齐人邹衍混合两种思想……创立起阴阳五行。"

邹衍的学术思想,主要包括天、地、人三个方面:一是天论与五行相生说,二是五行相胜说与五德终始的历史观,三是大九州的地理说。在此仅论述他的五行相生说、五行相胜说。《史记》说邹衍著有《主运》《终始》《大圣》之篇十余万言,惜均已佚。裴骃《史记集解》引如淳云:"今其书有《主运》,五行相次转用事,随方面而服。"即是主张五行相生说,按照五行的相生顺序(木、火、土、金、水)而有春、夏、季夏、秋、冬,天子在明堂相应的方位东、南、中、西、北,穿上相应颜色青、赤、黄、白、黑的衣服,发布教令。《周礼》曰:"司爟掌行火之政令,四时变国火,以救时疾。"郑玄注引《邹子》曰:"春取榆柳之火,夏取枣杏之火,季夏取桑拓之火,秋取柞楢之火,冬取槐檀之火。"邹衍杜撰了"季夏"这一概念,使四季一变而成五季。在《管子》的《幼官》《四时》《五行》篇中,分别有"五和时节""中央曰土,土德实辅四时入出""睹戊子土行御"三种说法,目的都是要虚设一个与"中央土"相对应的季节,但都没有给出一个与春、夏、秋、冬相别列的名称。"季夏"的出现,不仅证明了邹衍有五行相生之说,而且阐明邹衍继承了稷下四时教令和五行图式的思想并有所推进,因为某时用某火的所谓"改火",乃是阴阳五行家一项重要的创造之说。

邹衍认为,五行的排列顺序为木、火、土、金、水,木生火,火生土,土生金,

第二章　齐鲁医学与地域文化

金生水，水生木，这就是"五行相生"。五行不仅相生，而且相胜，即木胜土，金胜木，火胜金，水胜火，土胜水。邹衍将五行相胜的原理运用于对社会规律的阐释，用其来解释王朝的更替兴废的原因和规律性，从而提出了五德终始说。学术界普遍认为，《吕氏春秋·应同》篇所阐述的就是邹衍的"五德终始"思想，如"五德从所不生，虞土、夏木、殷金、周火""凡帝王之将兴也，天必先见祥乎下民……黄帝曰：土气胜……禹曰：木气胜……汤曰：金气胜……文王曰：火气胜"。

邹衍的学说对以后的学术和政治产生了重大影响。就学术而言，从《吕氏春秋》起，秦汉以后的很多典籍都对这一学说作了引述。如董仲舒、刘向等的学说、思想也受到了这一学说的影响。就政治而言，五德终始说作为一种改朝换代的理论，自然受到历代新王朝建立者的信奉。

阴阳五行思想经战国晚期邹衍之辈的整合倡导，至汉家统一天下之时已蔚为大观。顾颉刚曾有过一段极为精审的概说："汉代人的思想骨干是阴阳五行。无论在宗教上、政治上，还是在学术上，没有不套用这方式的。推究这种思想的原始，是出于古人对宇宙间的事物发生了分类的要求。但他们的分类法与今日不同，他们用的是演绎法。先定一个公式，而后用其支配一切个别事物。其结果是：用阴阳之说以统摄天地、昼夜、男女等自然现象，以及尊卑、动静、刚柔等抽象观念；用五行之说，以木、火、土、金、水五种物质与其作用统摄时令、方向、神灵、音律、服色、食物、臭味、道德等等，以至于帝王的系统和国家的制度。"

中医学作为一种比较系统的医学体系，是在阴阳五行学说出现之后才形成的，在此之前，人们对于药物和疾病的认识，还只是零散的经验积累，处于一种感性认识阶段，由于受历史条件的限制，当时人们还不可能将这些经验进行抽象而将其上升到理论的高度。在古代，医家运用阴阳五行学说这种哲学武器，对长期积累起来的经验进行归纳概括，并运用这种思想武器，来阐释人的生理、病理现象，在进一步用来指导临床诊断和治疗疾病时，才逐渐形成比较系统的中医学。

从哲学史来看，老子是第一个用阴阳二气解释万物构成的，他认为"万物负阴而抱阳，冲气以为和"。在《老子》中，仅出现这一例阴阳对举。而在《管子》中阴阳对举已达到30余例，并且大都作为哲学范畴来使用。《管子·四时》云："阴阳者，天地之大理。"此条是《管子》一书中阴阳思想的总纲。"大理"的意思就是"道"。《素问·阴阳应象大论》说："阴阳者，天地之道也，万物之纲纪，变化之父母，生杀之本始，神明之府也。"可以说是《内经》阴阳学说的总纲，目的是强调

齐鲁医学与文化

阴阳是包括人在内的自然界万事万物运动变化的规律。从人体的生理、病理现象,到临床诊断治疗,都是以阴阳学说为指导。

《内经》是研究人体的生理、病理、诊断、治疗及养生的医学专著。它在《管子》"阴阳者,天地之大理也,四时者,阴阳之大经也"的思想指导下,提出"人以天地之气生,四时之法成"的生命功能结构说,认为人体的阴阳二气消长运动与自然界阴阳消长运动是一致的。不仅如此,人体五脏功能系统与自然界的四时阴阳消长变化也是相通应的。《灵枢·顺气一日分为四时》指出:"春生,夏长,秋收,冬藏,是气之常也,人亦应之。"《素问·金匮真言论》又云:"五藏应四时,各有收受。"

《管子》在建立完整的阴阳五行学说体系的同时,还运用阴阳五行的归类方法,将人体的脏器分为五类,并以与木、火、土、金、水五行相配合。《管子·幼官》以四时与五色、五味、五声、五气、五数、五井、五火相配属。有关人体脏器与五行相配合的论述,主要是体现在《管子·水地》:"五味者何?曰五藏。酸主脾,咸主肺,辛主肾,苦主肝,甘主心。五藏已具,而后生五内,脾生隔,肺生骨,肾生脑,肝生革,心生肉。五内已具,而后发为九窍。脾发为鼻,肝发为目,肾发为耳,肺发为口,心发为下窍。"由此可看出五味与木、火、土、金、水五行相配属的顺序是:酸、苦、甘、辛、咸;五脏与五味相配属的顺序是:脾、肝、心、肾、肺;五脏与五内相配属的顺序是:隔、革、肉、脑、骨;五脏与九窍相配属的顺序是:鼻、目、下窍、耳、口。

虽然《管子》中五行与人体脏器相配属的情况与《内经》有出入,但两者具有以下共同点:一是两者都采用了五行归类的方法,将人体脏器组织的各个部分分别与五行相配合。二是两者都表现出人体脏器之间相互联系的整体思想,建立了以五脏为主的人体功能系统。三是两者都以四时阴阳为中心概括五方、五气、五味等天地诸因素,表明了人体功能系统与自然界之间的关系。可以说《内经》吸收了阴阳五行说的思想,并用以阐释人体的生理、病理等医学问题,最终形成了中医学的五行脏腑观。

在《管子》的阴阳观中还有一点是不容忽视的,就是崇阳思想。《管子》在承认"阴阳者,天地之大理"的同时,还崇尚阳道。如《管子·枢言》云:"先王用一阴二阳者霸,尽以阳者王,以一阳二阴者削,尽以阴者亡。"又如《管子·四时》云:"量功赏贤,以助阳气。"崇阳思想对中医重视阳气在生命中的主导作用及温补学派的形成有着很大的影响。如《内经》在崇阳思想指导下,认为在阴阳两者的关系上,阳气亦处于主导地位,只有阳气致密于外,阴气才能固守于内,故《素问·

生气通天论》曰："凡阴阳之要,阳密乃固。"后世温补大家张景岳更是崇尚阳气,认为"天之大宝,只此一丸红日;人之大宝,只此一息真阳",在治疗上主张以补阳为要务。

第四节　齐鲁画像石与中医文化

画像石是一种雕刻有画像的建筑用石,通常作为建筑装饰,装饰在古代门楣、石窟、祠堂、墓室、棺椁等处,主要出现于汉代,具有很高的史料价值。

画像石的由来,有其特殊的历史背景。汉代经过文景之治以后,经济逐渐繁荣,特别是武帝时期,国富民饶,"都鄙廪庾尽满,而府库余财",富足安定的社会状况,使得大规模地雕造画像成为可能。随着私有制及大地主土地兼并的不断加剧,地方豪强的经济势力不断膨胀,推动了汉画之风的盛行。同时,作为汉代丧葬制度产物的画像石本身,其由来与当时社会的厚葬之风也有关。武帝之后,上自帝王,下迄官宦,逐渐兴起奢靡厚葬之风。汉代"孝悌"倡行,"厚葬为德,薄终为鄙",东汉王符《潜夫论·浮侈篇》载:"今京师贵戚,郡县豪家,生不极养,死乃崇丧,或致刻金镂玉,檽梓楩楠,良田造茔,黄壤至藏,多埋珍宝、偶人、车马,造起大冢、庐舍祠堂,崇侈上僭。"

画像石体现了墓主人地位显贵。许多地方豪族、官宦的墓室内壁、墓门、斗拱、石坊、祠堂的墙壁,大都有画像,但帝王墓中的画像石则不多见。汉画表现的内容非常丰富,几乎囊括了当时社会生活及思想文化领域的方方面面,主要反映了汉代儒家思想、黄老思想、阴阳五行、神仙方术等,以及早期的氏族制度、图腾崇拜、巫术传统,更多地反映了当时民众的一种心态。其内容有对不死长生及神仙极乐世界的追求,又有大量反映世俗生活的题材。作为儒家文化发祥地的山东,反映圣贤、忠臣、孝子的题材特别多。

画像石分布于全国范围内,山东、苏北、河南、陕北、四川一带较多。特别是山东,是画像石发现最多的地区,大约有六十个县市发现过画像石,如嘉祥、金乡、鱼台、微山、济宁、汶上、曲阜、邹城、滕州、枣庄等地。同时,与山东毗邻的江苏徐州等地亦有发现。山东是画像石著录和发现较早的地区,北宋著名的金石学家赵明诚,在《金石录》中首次明确记载了山东嘉祥武梁祠汉画像石,曰:"武氏石室画像五卷。武氏有数墓在今济州任城,墓前有石室,四壁刻古圣贤像,小字八分书题记姓名,往往为赞于其上。"南宋洪释的《隶释》中有武氏画像的拓片若干。直至清代乾隆时期的黄易与李克正等人发掘出山东嘉祥武氏祠画像石群后，研究画像石之风大盛。

　　山东、江苏等地出土的画像石中，鸟及鸟形人颇多，反映了早期的鸟图腾。鸟图腾是东夷地区早期特有的地方特色文化，与中医有着密切的联系。画像石中的鸟形人形态各异，有鸟首人身、人首鸟身，亦有鸟首蛇身、龙首鸟身者。在山东画像石中人首鹊尾者居多，而江苏、浙江画像石中人首蛇尾者居多。画像石有反映鸟形人与医药关系的题材，如山东微山、济南、嘉祥等石中数幅鸟形人针刺图，其鸟形人多呈长尾鹊形。

　　有一说扁鹊为半人半鸟之鹊人。山东两城山画像石人首鹊身的鸟形人，其旁阴刻有"山鹊"字样，其"山鹊"当指扁鹊。刘敦原、叶又新等考证认为，画像石中施行针刺之术者，为史书记载中的扁鹊。刘敦原教授认为，扁鹊有两种含义，一为上古时之扁鹊氏族，代表了早期的鸟图腾，其氏族以善针砭而命名；另一种含义，即后世的扁鹊，为战国时的秦越人。《扁鹊针灸图》揭示了山东地区针砭之术的起源。《山海经·东山经》曰："高氏之山，其上多玉，其下多箴石。"目前大多学者认为，高氏是春秋时期齐桓公相高敬仲家族，其封邑在长清县（现济南长清区）东之卢城，针砭之术当起于这一带。山东画像石中的描绘扁鹊针灸的图有十余幅，一般都是扁鹊治病图，患者中有妇女儿童，有的束髻戴冠，有的披发缓形。扁鹊一般是一手切脉，一手持针。

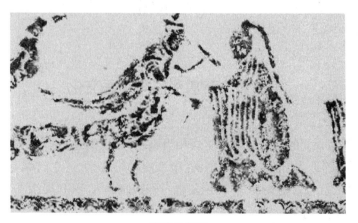

扁鹊针灸图

　　画像石中有许多反映人们日常生活的题材，如反映饮食文化及习俗的《庖厨图》《汲水图》《燕饮图》《酿酒图》《仓廪图》等。山东诸城凉台汉画《庖厨图》描绘了一幅盛大热烈的烹饪场面，画面分六层，人物达40余位，有宰杀、汲水、蒸煮、酿酒等活动，热闹非凡。《汲水图》反映了早期用水的卫生习俗，井四周用高栏围起，可防污物或人坠入，而打水的技术，则利用滑轮或杠杆原理，反映了劳动人民的智慧。画像石中有大量的燕飨等场面，如《燕飨图》中有精美绝伦的酒食器具，如尊、豆、盉、篚等，宾主之间觥筹交错，透射出儒家的礼仪文化。画像石中也有反映古代体育健身活动的题材，如大量按跷、角抵、蹴鞠、乐舞、杂耍等画面。

画像石中还有许多具有特殊象征意义的题材。如象征健康吉祥的羊，象征人类始祖之神的《女娲伏羲交尾图》，图中二人蛇躯鳞身，多作交尾状。王延寿的《鲁灵光殿赋》曰："伏羲鳞身，女娲蛇躯。"《女娲伏羲交尾图》象征人类的生殖繁衍，寓含天地、阴阳、日月的概念。画像石中伏羲持规（画圆象天），女娲持矩（画方象地），寓含天圆地方之意；伏羲捧日，女娲捧月，寓意阴阳日月。以上说明在汉代的信仰中，伏羲、女娲已与天地、阴阳、日月、男女联系起来。

画像石中有《黄帝图》《神农图》。如武氏祠《神农图》题赞曰："神农氏因宜教田，辟土种谷，以振万民。"史载神农"以火德王，故号炎帝，作耒耜，故曰神农。"而神农尝百草的传说，与中药的起源有密切的关系。《炎帝升仙图》中的神草，提示神农与医药的关系。

画像石中还有很多反映神话人物及故事的题材，如西王母、东王公、雷公、风伯、雨师、五方天帝、日神、月神等。这些图反映了汉代人们的鬼神观念及追求长生不老、得道升仙、驱邪避鬼、祈求平安的思想。

画像石作为历史的活化石，揭示了汉代风俗与中医文化的内涵，具有十分重要的意义。

第五节　齐鲁民俗与中医文化

自古以来我们的祖先对除害防病相当重视，在民间逐渐形成了一整套驱疫防病保健的民俗。如记述清代风俗的《帝京岁时纪胜》上还专门辟有"二月二熏虫"一节："二月为龙抬头日，乡民用灰自门外蜿蜒而入宅厨，旋绕水缸……都人用黍面枣糕麦米等物油煎为食，曰蒸虫"，等等。

一、春节"照虚耗"

齐鲁民间有所谓"照虚耗"的卫生习俗。旧时，在农历腊月二十四日的晚上，

齐鲁医学与文化

家家要点燃蜡烛,在床下、厨后及室内各个角落照一番,看看是否清扫干净,除陈迎新。民间的"照虚耗"习俗,实际上是一次寓于娱乐之中的家庭卫生大检查。春节前,家家户户都进行一次彻底的卫生大扫除,减少和预防疾病。

二、元宵节"走百病"

元宵节是一个娱乐型节日,"正月里闹元宵"的民俗流传至今,如吃元宵、赏灯、猜灯谜,另外还有"走百病"等卫生保健习俗。走百病是明清以来北方的风俗,有的在农历正月十五日,有的在十六日进行。这天,妇女们穿着节日盛装,成群结队走出家门,走桥渡危,登城祛病,摸钉求子,直到夜半始归。《城北集·灯市竹枝词》中说:"鸦髻盘云插翠翘,葱绫浅斗月华娇。夜深结伴前门过,消病春风去走桥。"诗中说的是京城妇女,于正月十六日夜,成群结队行游于街市,名曰走桥。据传如此一走,可消除百病。所以也称为"走百病"。又有诗谓:"春场三市接松坛,有女如云不避官,都说闲行消百病,先拼今夜试轻寒。"

三、二月二撒灰

农历二月初二俗称龙抬头,原济南府所属地区称这天为"青龙节"或"春龙节"。这一天,民间有引龙回归的习俗,即取灶灰从户外水井边撒起,一路逶迤布入宅厨,旋绕水缸,成一弯弯曲曲的"灰龙",或将灰从院内撒起引至井堰河边,或晨起去河中、井内汲水一路洒回。唐代名医孙思邈在《千金月令》中说:"惊蛰日,取石灰糁门限外,可绝虫蚁。"可见惊蛰撒灰本是针对蛇、蝎等毒虫而采取的一种防范措施。古人视龙为"百虫之长",故以龙作为百虫的象征,在惊蛰前后用祭祀、撒灰、震虫、小儿剃头等多种民俗活动,来表达驱疫、避害、祈福的渴望。

四、端阳节驱疫

农历五月初五俗称端午节,又称恶月恶日,是我国的传统节日。在这一节日里,民间避恶求祥的习俗非常丰富多彩,如兰汤浴、悬艾、挂菖蒲、游百病、驱五毒、佩香包、饮雄黄酒,江南水乡还要进行龙舟竞渡等,凝聚了中华文明、卫生、保健的优良传统。《夏小正》说:"此日蓄采众药以蠲除毒气。"为了驱除疾疫,相应的活动如浴兰、除瘟等亦随之产生,还有食用某些夏令食品、划船驱疫等。由此奠定了端午习俗的信仰基础，并逐渐成了最为盛大的民间节日。

1. 端午节插艾　　不论大江南北，在端午节那天都有在门上插艾的习俗。有民谚曰："五月五日午，天师骑艾虎，蒲剑斩百邪，鬼魅入虎口。"端午插艾民间俗称为"驱邪"，其实也是一种预防疫病的行为。因为端阳节正值仲夏，是夏季传染病开始抬头的季节，历来被世人视为"毒月"。因此人们在与疾病的长期斗争中，总结出一系列驱病防疫的有效方法。最有代表性的方法就是把艾蒿悬于门上，利用其挥发的芳香气味洁净空气，用苍术、白芷等多种燥烈中药，关门闭户，杂而焚之，以驱瘟除邪。在山东诸城等地除了门上插艾以外，还用一束艾抽打屋内旮旯，边打边说："今日端午节，蝎子你听着，只许墙上爬，不许把人蜇。"

端阳节插艾的习俗在我国已有悠久的历史。南朝梁宗懔撰写的《荆楚岁时记》中已有"五月五日采艾以为人，悬于户上，可禳毒气"的记载。可以说，早在南朝之前，我们的祖先就已创造了利用中草药进行空气消毒的方法。艾蒿芳香化浊，有较强的驱毒作用，有"艾虎"之称。

2. 端午节佩香囊　　这天山东多地都有给小孩佩戴香囊的习俗。香囊一般是在用花布缝制的香布袋中装上多种中草药，戴在身上玲珑可爱、香气扑鼻，据说可以驱瘟避邪。端午节佩戴香囊的习俗早在三国之前就已形成。华佗在《中藏经》中就曾记载，主要由各种芳香药物如安息香、木香、麝香、沉香、丁香等组成的"安息香丸"，可以"以绛囊子盛一圆，弹子大，悬衣，辟邪毒魍魉甚妙"。这里所说的"绛囊"即香囊。现在，香囊中常用的中药有麝香、木香、苍术、白芷、菖蒲、山奈、雄黄及冰片、樟脑等。近年来，我国有关部门对香囊的防病功效做了许多实验，证实佩戴香囊对流感、白喉、水痘等传染病确有预防作用。

3. 端午节饮雄黄酒　　在端午节，山东几乎人人都吃粽子和鸡蛋，费县人喜欢喝雄黄酒，儿童不能喝酒便在耳朵和鼻孔里抹上一点。招远、诸城一带的妇女儿童，习惯用雄黄酒涂抹耳鼻，意在驱邪防病。雄黄是一种中药材，古人对雄黄的杀虫驱毒作用早有认识，葛洪的《抱朴子·仙药篇》已有论述。雄黄味辛，性温，有毒，具有解虫蛇毒、燥湿、杀虫祛痰的功效。故民间有"饮了雄黄酒，百病都远走"的民谣。在碘酒未发明之前，我国人民用白酒调配雄黄、白矾涂抹在毒虫蜇伤和蚊叮虫咬处。因为古代人民非常重视端午节用雄黄防治毒虫，所以才有了《白蛇传》中的白蛇饮雄黄酒显现原形的情节。现代科学研究证明，雄黄的主要成分是二硫化砷，遇热后可分解为三氧化二砷，即毒性很强的砒霜。雄黄具有燥湿解毒杀虫的功效，多用于痈肿疔疮、蛇虫咬伤等外科病证，不宜内服，饮用雄黄酒很容易发生砷中毒。砷化物还是一种致癌性很强的物质，饮用雄黄酒有一定的潜在危险。所以,端午节饮雄黄酒的做法在现代不宜提倡。

五、六月六虫王节

农历六月六日为民间的虫王节,各地都有晒衣物、书籍的习俗。自古民间就有"六月六,家家晒红绿"之说,绿即指各种衣物。除晒衣物外,许多方志还有"晒书籍"以防虫蛀的记载。如《燕京岁时记》载:"京师于六月六日抖晾衣服书籍,谓可不生虫蠹。"特别在江南,经过梅雨天之后,衣物、书籍更需要晒一晒。

山东茌平称这天为"晒龙袍",据说这天晒过的衣服不生虫。寺庙在此日晒经书,善男信女们纷纷前去观看,形成庙会。海阳、泗水等地,家家蒸新麦馒头供于庭院,谓之"献新"。历城等地传说这天下雨杀虫,不受虫害。胶东莱阳、黄县等地,小女孩多簪凤眼草,且悬挂于灶间以避苍蝇,丢进厕所以杀蛆虫。

还有地区在这天用太阳晒热的水洗头、沐浴,据说洗了可于暑天不生痱子。《帝京岁时纪胜》中有"妇女多于是日沐发谓沐之不腻不垢"的记载。

六月初又是一个百花盛开的季节,有些地方的年轻女性常采来盛开的凤仙花,与白矾合捣如泥,用树叶将药泥包在指甲上,经过一宿即可将指甲染红,并可防治手癣及灰指甲等病。

六、重阳登高佩茱萸

王维在《九月九日忆山东兄弟》七绝中吟道:"独在异乡为异客,每逢佳节倍思亲。遥知兄弟登高处,遍插茱萸少一人。"重阳节是我国传统岁时节日之一,时在旧历九月初九。按《易经》的阴阳理论,九是阳数,两九相重,故曰重九或重阳。这一天,民间有登高野游、赏菊饮酒、佩戴茱萸、蒸花糕、放风筝、迎出嫁女儿回娘家等各种习俗,所以又有"登高节""茱萸节""菊花节"等别称。山东民间重阳节的习俗活动主要是吃花糕,花糕为双层,中间夹有枣栗之类的果品,其意表达了人们祈求"吉祥如意,百事皆高"的心愿。在滕州、临沂、日照等地,有在重阳节这天酿造菊花酒的习俗,当地民谣说:"九月九,九重阳,菊花做酒满缸香。"胶东的蓬莱、海阳等地也偶有人家为之。泗水等地在这天采桑叶并晾干为茶,据说重阳节采的桑叶当茶喝能去瘟避邪。昌邑北部人家这天习惯喝辣萝卜汤,说是"喝了萝卜汤,全家不遭殃。"为什么古人把九月初九与灾祸联系起来呢?有人认为这恐怕与古人对重九时炎凉交替容易致病的气候的认识有关。如晋周处《风土记》

云："俗以此日茱萸气烈成熟,尚此日折茱萸房以插头,言辟恶气,而御初寒";又云："汉俗九日饮菊花酒,以被除不祥"。宋代吴自牧在《梦粱录》中说："今世人以菊花、茱萸,浮于酒饮之,盖茱萸名'辟邪翁',菊花为'延寿客',故假此两物服之,以消阳九之厄。"这些说明当时重阳登高、插茱萸、饮菊花酒的种种活动,都是我们祖先祈求免祸的防病保健措施。

七、冬至吃饺子

冬至是由天文节气演变成的传统节日,亦称冬节、长至节、贺冬节、亚岁。唐人则以"小岁"称冬至,白居易在小岁日对酒吟出了"一杯新岁酒,两句故人诗"的佳句。山东相当大的一部分地区这天要吃水饺,即所谓"冬至饺子夏至面",有的地区还有喝酒的风俗,据说喝酒是为了暖身子,吃饺子是怕冻耳朵。临沂、邹县、新太等地有"蒸冬"的习俗。临沂用五谷杂粮面蒸窝头,邹县蒸饽饽。古代"蒸冬"是为了庆贺阳至,冬至以后阳生,人们用糯米粉做成米丸,叫作团圆子,以象征阳圆。山东人蒸饽饽是团圆子的演变。现在的冬至,民间仍有祭先、食补、送冬至盘、吃汤圆、吃馄饨、吃饺子等丰富的风俗事象,并称其为"过小年"。

冬至处于仲冬时节,是一年之中阳光照射最少的一天。冬至过后便进入隆冬酷寒,民间有"冬至前后,冻破石头"的俗语。在保暖条件十分简陋的古代,漫长寒冬对先人的生存构成了严重威胁。人们要闭藏居处,养气安神,并派专人遍祭山川林泽,希望借此取悦天地鬼神,保佑一家老小平安度过寒冬。魏晋时人们在冬至日举行给耆老尊长敬献鞋袜的礼仪,称"让履"或"履长至"。直到现在,山东曲阜仍有冬至日媳妇向公婆赠送鞋袜以贺长寿的习俗,谓之"添岁"。

八、岁末送灶君

"二十三,送灶君,二十四,扫房子。"这是流传在民间的一句谚语。农历腊月二十三日俗称过小年,这一天家家户户都祭灶,点香烛,烙灶馍,送灶君升天,并特意供灶糖以粘住"灶王爷"的嘴,求他"上天言好事,下界降吉祥"。所谓灶糖也叫饴糖,用小麦芽或谷芽熬制而成,由于手工工艺及佐料的配制不同,叫法也不相同。将饴糖吹制成空心的叫糖瓜,棒状的称关东糖,蘸上芝麻的叫麻糖,加入芝麻和花生仁后压成薄片切块的为南糖。饴糖具有补虚益气的功效。汉代名医张仲景创建制的"建中汤"就是采用饴糖为主药而大建中气的。饴糖甘甜可口,温补止痛,止咳疗效极佳。

作为传统文化的社会风俗,传承着几千年来中华民族的高度智慧,为中华民族的繁荣昌盛和广大人民的健康长寿起到了不可估量的作用。如春节的除尘"照虚耗"、元宵节的"走百病"、端午节的插艾等,至今仍不失其应有的价值,而且在民间仍在延续。

第六节　齐鲁道地药材与中药文化

一、东阿阿胶

阿胶,又称驴皮胶、贡胶、九天贡胶、覆盆胶,是以马科动物驴的皮经煎煮、浓缩制成的固体胶,为中医药宝库中一种名贵的中药。阿胶入药距今已有两千余年的历史,我国现存最早的药学典籍《神农本草经》,将阿胶列为滋补强身的"上品",明代大医药学家李时珍的《本草纲目》称阿胶为"圣药"。

阿胶为山东名优特产,因其原产于山东东阿,并且用当地得天独厚的阿井水熬制而成,故名阿胶。南北朝时著名的医药学家、道家陶弘景在其《名医别录》中记载:"阿胶,出东阿,故名阿胶也……厚而清者,名覆盆胶,作药用之。"

阿胶的制作与药用已有二千五百多年的历史。《五十二病方》中已有补血、止血、祛风及妇科调经等药用价值的记载。《本草拾遗》认为"凡胶俱能疗风、止泄、补虚,驴皮胶主风为最"。说明当时已知驴皮制成的胶最佳。《博济方》中还出现了"真阿胶"的称谓。对于这一变化,本草书中多有解释。如宋代的《图经本草》谓:"阿胶出东平郡……今郓州皆能作之,以阿县城北井水作煮为真。造之,用阿井水煎乌驴皮,如常煎胶法。其井官禁,真胶极难得,都下货者甚多,恐非真。寻书所说:所以胜诸胶者,大抵以驴皮得阿井水乃佳耳……故陈藏器云:诸胶皆能疗风止泄补虚,而驴皮胶主风为最。今时方家用黄明胶,多是牛皮。《本经》阿胶亦用牛皮,是二皮亦通用。然今牛皮胶制作不甚精,但以胶物者,不堪药用。"此处指明所谓真阿胶的"真",似指原料必须选用乌驴皮,且以阿县城北的井水煮制,还必须加工精细。

明末清初,东阿镇一带的制胶业已十分兴旺,城内熬胶作坊林立,从业人员颇多,已达"妇幼皆通煎胶"的鼎盛时期,其中著名的制胶作坊有邓氏树德堂、涂氏怀德堂等,久负盛名的"福牌"阿胶即产于此地。随着社会的进步,各种技术的交流,东阿的熬胶技艺逐步向周边扩散,已形成以东阿为中心,遍布河北、天津、北京、浙江、江苏等地的阿胶业制造群,但人们的消费认知习惯中还是东阿产的阿胶才叫阿胶,南方不少地方生产阿胶多有驴皮胶的称谓,如清代赵学敏的《本草纲目拾遗》中就有"近日浙人所造黑驴皮胶,其法一如造阿胶式……与东阿所造无二"的记载,这说明浙江一带,自清朝起已掌握了熬制阿胶的技术。

清朝末期,因战事频繁,进贡停止,许多贡品变为商品。自此制胶业得以迅速发展,清末及民国时期,在东阿境内煮胶作坊甚多,仅县城及周边村庄一带就有30余家,有的专事制作,有的前店后厂,产销兼营。其产品畅销省内及江南各地,并出口东南亚诸国。近代阿胶的发展与繁荣,一定程度上得益于当时民族工商业的萌芽、发展和壮大。随着这一传统工艺的不断发扬光大,制胶业以东阿为中心逐步向周边地区流传,仅散布在北京、天津、杭州等地、有据可考制售阿胶的堂坊即达数十家之多。1874年,由"红顶商人"胡雪岩在杭州创办的胡庆余堂,采用山东驴皮熬制"驴皮胶";创立于1669年的北京同仁堂,于1907年建立济南分号——宏济堂,年产阿胶已达两万多斤。抗日战争爆发后,县城被日军占领,战事频繁,商贾逃匿,作坊店铺相继关闭,制胶业发展受到一定影响。

中华人民共和国成立后,阿胶生产逐步恢复,20世纪50年代初,东阿县人民政府召集本县祖传制胶工,成立了国营阿胶生产企业——山东东阿阿胶厂(现东阿阿胶股份有限公司)。该厂建立后,在继承发扬传统制胶工艺基础上,积极探索,大胆创新,逐步将洗皮、泡皮、焯(切)皮、熬胶及切胶、晾胶、擦胶、包装等生产工序实现机械化。平阴县政府把"邓氏树德堂""涂氏怀德堂""庄氏太子衡老药店"等东阿镇阿胶老字号集为一体,成立了国营阿胶专业生产厂——平阴阿胶厂(现山东福胶集团东阿镇阿胶有限公司),接收了东阿城内阿胶作坊的制胶工艺,其中包括"邓氏树德堂"的"手折子"和用在阿胶上的"福"字标记。

阿胶生产历史悠久,是传统中药饮片工艺的典型代表,其制法很有讲究,工艺独特。过去为手工作坊制作,明代的《本草纲目》即有简略记述:"凡造诸胶,自十月至二三月间……俱取生皮,水浸四五日,洗刮极净,熬煮,时时搅之,恒添水至烂,滤汁再熬成胶,倾盆内,待凝,近盆底者名为盆胶。煎胶水以咸苦者为妙。"古代熬胶有历经三次各历三昼夜之说,取其日期,故有九天阿胶之称。东阿加工阿胶的方法可追溯到战国至秦之间,人们对胶的品种、质量鉴别和制法已有丰富的经验,先秦典籍《周礼·考工记》对胶的质量鉴别就已提出"凡相胶,欲朱色而昔。昔也者,深瑕而泽,紾而抟廉"。对胶的熬制,要求做到"鬻胶欲孰,而水火相得"。到西汉、东汉时期,阿胶加工方法渐趋成熟。北魏贾思勰的《齐民要术》之"煮胶法"载:"煮胶要用二月三月,九月十月,余月则不成(热则不凝,无饼。寒则冻瘃,合胶不粘)。"《中国药学大辞典》对阿胶的制作工艺做了较为全面的介绍:"每年春季,选择纯黑无病健驴,饲以狮耳山之草,饮以狼溪河之水,至冬宰杀取皮,浸狼溪河内四五日,刮毛涤垢,再浸泡数日,取阿井水,用桑柴火熬三昼夜,去滓滤清,再用金锅银铲,加入参、黄芪、归、芎、橘、桂、草等药汁熬制成胶,其色光洁,味甘咸,气清香,此即真阿胶也。""熬三昼夜,去滓滤清",则是确保驴皮化解,尽量去除胶中杂质。至于"阿井水""桑柴火",则是对传统的追溯。

阿胶自古以来就是一种名贵中药,与人参、鹿茸并称中药"三宝",是古今常用的名贵滋补剂,有极高的药用价值,主要包括补血、滋阴、润燥、止血等作用,主治血虚萎黄、眩晕心悸、肌痿无力、心烦不眠、虚风内动、肺燥咳嗽、劳嗽咯血、吐血尿血、便血崩漏、妊娠胎漏等病证。

阿胶文化作为非物质文化遗产,是中华民族在与疾病做斗争的漫长实践和历史观察认识中不断发展起来的原创性学术与文化载体。山东阿胶既是物质的,又具有非物质的特征。其真正承载的是性味、归经、炮制共同构成的传统中医药理法,与其说是药,倒不如说是一个组合的传统医药概念。它以生命科学熔铸,以人文哲学渗透,不但形成了博大精深的学术体系,而且积淀了十分丰厚的文化遗产。阿胶作为中药瑰宝,浓缩了几千年的历史文化,是中华民族集体智慧与文明的历史结晶,对中华民族几千年的繁衍生息及人类医药文明进步做出了巨大贡献。

二、泰山何首乌

何首乌是历史悠久的延年益寿良药,自唐代起即有药用的记载,药名源于神话传说。唐元和八年(公元813年)李翱《何首乌录》载:何首乌系唐朝顺州南河人(今广西陆川县人)。其祖父何田儿体弱多病,五十八岁尚未娶妻生子。某晚,他醉卧山野,见两棵野藤自动相互交合,醒后便把这种藤连根挖了回去,晒干后杵成末,空心酒送服,身体渐渐强壮起来。后来,他娶妻生子,并改名为何能嗣。儿子何延秀也照法服用,父子二人均活到一百六十多岁。孙子何首乌也照方服用,活到一百三十岁仍然须发乌黑。有李安期者,与何首乌乡里亲善,窃得方服,其寿也长,遂叙其事传之。后来这种药就被人们称为何首乌。这个传说在宋代《开宝本草》、明代《本草纲目》等多处均有记载。到明朝嘉靖初年之时,有人把以何首乌为主药制成的七宝美髯丹方进献给世宗肃皇帝,世宗服后有效,连生皇嗣。于是何首乌之方天下大行。

从宋代开始,医家认为依何首乌外表颜色有赤白两种。宋代《开宝本草》载:"何首乌,蔓紫,花黄白,叶如薯蓣而不光。生必相对,根大如拳,有赤白两种,赤者雄,白者雌"。

近代研究证明,赤首乌、白首乌为两种不同的植物。赤者为蓼科多年生草本植物何首乌的块根。目前做中药何首乌在全国流通使用。白者为萝藦科多年生草本植物戟叶牛皮消的块根。泰山何首乌在植物来源上为戟叶牛皮消,属白首乌范畴。

泰山何首乌,又名泰山白首乌、戟叶牛皮消、首乌白前。相传也因泰山白发何翁服之白发转黑、"返老还童"而得名,以全株茎、叶折断有白色乳汁溢出为特征,分布于泰山600米以上的山阴坡或半阴坡草丛、石缝隙中,在葛条沟、九女寨、桃花峪、扇子崖、药乡、大津口、黄前、后石坞等地有零星分布。为多年生缠绕草本,全株有白色乳汁,块根球形,外表皮黄褐色,栓皮易片状剥落,质坚硬,内碴白色,呈粉性;茎纤细,带有紫色;单叶对生,有长柄,叶片戟形或三角状心形,叶基两侧有外开展的圆耳;伞形花序腋生;花萼5,向下反卷,花冠白色,5裂,副冠5裂,雄蕊5枚,花药环生雌蕊周围;蓇葖果长角状双生;花期6～7月,果期8～9月。

泰山何首乌性微温,味甘、苦,具有补肝肾、益精血、强筋骨、乌须发、延寿命之功。以球形块根入药。春初或秋末采收,洗净泥土,除去残茎及须根,鲜品捣烂,外敷患处,可治疮痈肿毒、毒蛇咬伤;内服能润肠通便,可治疗老人便秘。趁鲜切片,晒干入药,为滋养、强壮、补血药,并能收敛精气,乌须黑发,治久病虚弱、贫血、须发早白、慢性风湿病、腰膝酸软、神经衰弱、痔疮、肠出血、溃疡久不收口等。据使用过泰山何首乌的中医大夫的临床经验记载,泰山何首乌对某些虚弱病者的强壮作用,较蓼科何首乌为优。

泰山何首乌结实率低,种苗纤弱,再加之分布区域窄小,药源十分紧缺,难以形成商品。随着泰山地区的开发,资源愈来愈少。以至中华人民共和国成立以来历版药典中仅收蓼科何首乌和其炮制品制何首乌。白首乌虽收入《山东省中药材标准》和《山东省中药炮制规范》中,但资源匮乏。泰山地区有引种栽培的报道,但尚没形成规模。

近代对中药何首乌的研究集中在蓼科植物何首乌上,对以泰山何首乌为代表的白首乌的研究深入不足,对其内在化学成分、药理活性研究所知甚少。赤首乌有经黑豆汁炮制的传统,并且在临床中为主用炮制品。白首乌是否需要炮制,生、制品有无区别等都不得而知,使这一流传久远泰山名药,没有发挥出它应有的作用。

三、泰山黄精

黄精是一味有延年益寿之效的传统中药。早在1700多年前成书的《名医别录》中即有药用记载,并被列为上品。《中华人民共和国药典》(2015年版)中收百合科植物滇黄精、黄精、多花黄精做黄精入药。山东以产自泰山的黄精最为著名,故有泰山黄精之称。

泰山黄精在植物来源上属百合科、黄精属的黄精,分布在泰山800米以上背阴石缝潮湿处,在后石坞、三岔等处也有野生黄精。清版《泰安县志》引陶弘景语谓黄精为"仙人遗粮"。黄精又名戊己芝、鹿竹、救穷草、米铺等。《本草纲目》中李时珍释名曰:"黄精为服食要药,故《别录》列为草部之首,仙家以为芝草之类,以其得坤土之精粹,故谓之黄精。《五符经》云,黄精获天地之淳精,故名戊己芝,是此义也。余粮、救穷,以功名也。鹿竹、菟竹,因叶似竹,而鹿兔食之也。垂竹,以子形也。"古代的仙家及医药学家均视黄精为延年益寿之品。《抱朴子》中说:"黄精甘美易食,凶年可与老少代粮,谓之米铺。"《本草图经》中记载:"其苗初生时,人多采为菜菇,谓之毕菜,味极美。"《清史稿·傅山传》记载:山西名医傅青主(傅山)从六岁起即吃黄精,而不喜欢吃谷物,只有强迫他才肯吃饭。可见黄精为一味药食两用的佳品。

泰山黄精为多年生草本,根茎横生,肉质黄白色,有肥大的节,形似鸡头,有少量须根;茎直立不分枝,光滑无毛,叶3~5片轮生,叶片披针形,先端向外弯曲;无柄,花生于叶腋,下垂,仅有二花,花被管状膜质,白色先端6齿裂,雄蕊6枚,雌蕊1枚,子房上位;浆果成熟时黑色,花期6~7月,果期7~8月。以根状茎入药。

古代医家认为黄精生用刺激咽喉,一般将其蒸制后入药。黄精在每年春、秋二季采挖,除去须根,洗净。置沸水中略烫或蒸至透心,干燥。以块大、色黄白、明亮、质润泽者为佳。临床上多将黄精切片后,与定量黄酒装入蒸药罐中,拌和均匀,密封,隔水加热,炖约12小时,焖约8小时,至黄酒基本吸尽,内外均呈黑褐色时,取出,摊晒至外皮微干,再将罐中余汁拌入,吸尽后干燥。酒制后的黄精,借酒的辛散之性助其药势,使其滋而不腻,更好地发挥补益作用。黄精味甘,性平,归脾、肺、肾经,具有健脾、润肺、益肾之功,用于脾胃虚弱、体倦乏力、口干食少、肺虚燥咳、精血不足、内热消渴。唯性质滋腻,易助湿邪,凡脾虚有湿、阴寒内盛、咳嗽痰多者不宜用之。黄精作为泰山四大名药之一,历史悠久,疗效确切。嫩苗与根茎作为药食两用之品,在保健食品、功能食品等方面具有良好的开发前景。

四、泰山参

泰山参又名羊乳、四叶参,属桔梗科、党参属,多年生草本植物,植株长达1米以上,全株有白色乳汁,故有羊乳的别称。茎攀缘,光滑无毛;根纺锤形或圆锥形,外皮粗糙,淡土黄色;叶互生,短枝上的叶2～4片轮生,长卵形或长椭圆形,先端尖,全缘;花单生,钟形5裂,黄白色,内带紫色,雄蕊5枚,雌蕊1枚,子房半下位,3室,柱头3裂,种子有翅。

泰山参生在泰山800米左右的山坡林下、岩石缝隙的土壤肥沃处。昆嵛山、崂山也有少量分布。由于滥采乱挖,野生四叶参已几乎绝迹,近几年来,人工培育获得成功,泰山药农有少量栽培。泰山参以根为药,春秋两季采挖为宜,刨出根部后,除去茎叶,洗净,趁鲜剥去外皮,晒干。贮于通风干燥处,注意防止虫蛀变质。以粗长、色白、质紧密者为优。

泰山参具有补血通乳、养阴润肺、益胃生津之效,可用于病后体虚、产后缺乳、肺虚咳嗽等症。《泰山药物志》载其"效能较长白山人参大十倍"。泰安民间常以此药浸泡白酒中饮之,能舒筋活血。体弱者长服,能健身补气,被称为"泰山之宝"。

五、泰山紫草

紫草的药用首载于两千多年前我国第一部中药学专著《神农本草经》中,被列为中品,谓:"味苦,寒,无毒。治心腹邪气,五疸,补中益气,利九窍,通水道。"《本草纲目》谓:"此草花紫根紫,可以染紫,故名。"《泰山药物志》载:紫草泰山产者"质坚色足,功大十倍"。明轩道人曰:"泰山紫草,一毫入沸水,色鲜如品红。"这是对泰山紫草特征的形象概括。

紫草为紫草科、紫草属紫草的干燥根,系多年生草本。高约90厘米,根圆锥形,粗大,紫色;茎直立,单一或上部分歧,密被硬粗毛;单叶互生,叶片广卵形或椭圆状形,两端尖、全缘,两面密生伏毛;聚伞花序顶生及腋生,苞片叶状,两面有粗毛。花冠白色,漏斗状分裂,喉部有 5 片鳞状物,雄蕊 5 枚,花丝短,附生花筒内侧,子房上位 4 裂,小坚果卵周形,骨质,表面灰色光亮,成熟时白色,花期 6～7 月,果期 8～9 月。泰山紫草主要分布于泰山三岔林区、佛爷寺林区等处,山东省各主要山区也有少量分布,以昆嵛山较多。其多生于阳坡、山谷林下或杂草丛中。紫草以块根入药,于每年开花前采摘,挖出后,去掉地上部分及泥土,晒干,贮于通风干燥处,防止受潮、霉烂和虫蛀。采制紫草的过程中,一般不宜用水,以防色素和有效成分流失。

泰山紫草具有活血凉血、清热解毒、利尿等功效,主治血热毒盛、疹出不畅、黄疸、丹毒、大便涩闭等症,近代还广泛应用于预防麻疹。将泰山紫草浸制成软膏外用,可治疗烧烫伤、冻疮、湿疹、水泡等症。泰安民间有用紫草根泡酒的风俗,谓饮之可舒筋活血、强身健骨。

六、莱阳沙参

山东胶东半岛的莱阳市属温带海洋性气候,境内五龙河流域土质具"似土较土松,似沙较沙细"的特点,孕育了著名的道地药材——莱阳沙参。

莱阳沙参为伞形科植物珊瑚菜的干燥根。《中华人民共和国药典》(2015 年版)中收作北沙参药用。茎高尺许,叶二、三出复叶,小叶披针形,有锯齿,叶柄紫红,夏天顶生密集红色小花,排列如伞,根直细长洁白。

沙参在两千多年前我国第一部药学专著《神农本草经》中就有记载,被列为上品,陶弘景将其列为"五参"之一,但当时并无南北之分,沙参分为南北品始自清代。《本经逢原》云:"有南北二种,北者质坚性寒,南者体虚力微。"但据史料记载,北沙参在莱阳已经有 500 余年的栽培历史。《药物出产辨》载:"北沙参产山东莱阳"。《增订伪药条辨》称:"北沙参山东日照、故墩、莱阳、海南各县均产,海南出者条细质坚,皮光洁,白色,润泽者为佳,莱阳出者,质略松,皮粗糙,白黄色亦佳。"1935 年《莱阳县志》称:"莱参,邻封所不及""性宜松土,故产于五龙河沿岸者品质优"。莱阳沙参在当地习称"莱胡参",主要产于五龙河及其支流蚬河、清水河、富水河、墨水河沿岸的姜疃、岚子、大夼、高格庄、穴坊、羊郭等乡镇,这些乡镇沿河地带的淤沙性土壤非常适宜北沙参生长,特别是地处五龙河沿岸高格庄乡的胡城和穴坊镇的西富山两个邻村,因拥有大片土层深厚的淤沙性土地,自然条件得天独厚,所产北沙参最为著名。1913～1914 年,莱阳沙参在山东省物品展览会上荣获银牌奖。但是如用莱阳沙参的种子在省内其他地区种植,第一年尚可接近莱阳沙参的品质,第二年就会发生变异。若在南方如福建、湖南等地栽培时,第一年就发生变异,导致主根粗短,质地松软分叉多,须根密,药材色黄而粗糙,质量差。

莱阳独特的土壤条件和五百多年的种植加工技术,造就了"莱阳沙参"独特的品质。莱阳沙参种植周期可分为1年、2年和3年,中华人民共和国成立前多为3年,有的甚至4年,中华人民共和国成立后多为1年。采收的具体时间对保证药材质量非常重要,过早或过迟均不宜。1年收者在白露至秋分之间进行,2年或3年收者在夏至前后5天内进行。此时采收的药材,质坚实,粉性足,质量好,产量高。采挖时于参田一端开挖深沟,使参根部露出,用手提起,去掉地上部及须根,等待加工。若不能及时加工,需要用席片、麻袋或湿土将参根盖好,保持湿润,以利去皮。加工沙参时宜选择晴天,将参根洗净,并按长短分为大、中、小三个等级,分别扎成直径15～20厘米的捆,然后将参根尾部先放入沸水中,略烫,再解捆全部放入沸水中,用木棒翻动,连续加火保持沸腾,经2～3分钟后,取出几条参根进行检查,如中部能捋下皮时,立即捞出,摊于席上冷晾,待冷后立即捋皮。去皮后的参条要使其伸直,摊于席箔上暴晒,如当天晒不干,夜晚搬于室内,第二天继续晒。晒干后,放置室内3～5天使其回潮,再选晴天搬出室外稍晾。亦可采用火炕烘干。干燥后的参根按等级标准捆成小把,垛在室外,日晒夜露,数月后,参根增白,曰"毛沙",扎成小捆,称"毛参",行销国内。

出口沙参过去主要集中在莱阳胡城地区加工,有"陈长茂""慎德堂"等名牌产品。要在普通加工的基础上,再经过拣、蒸、搓、刮等工序,将"毛参"蒸至柔软时,放在板上搓直,用刀刮去须根痕迹,再按大小整齐地扎成小捆,分三种规格同装一箱。产品行销我国港、澳、台地区及东南亚各国,主供食疗用。

莱阳沙参为养阴药,味甘、微苦,性微寒,入肝、胃经,有养阴清肺、益胃生津之效。临床上主要用于治疗肺热燥咳、热病伤津、口渴、劳嗽、痰血等症。近年来,以莱阳沙参为主要原料制成的"润肺膏"治疗肺阴虚引起的疾病效果明显。与莱阳另一特产配合生产的"莱阳梨止咳糖浆"治疗感冒引起的咳嗽、痰多,疗效很好。

七、菏泽牡丹

"竞夸天下双无绝,独立人间第一香"。牡丹是我国特有的木本名贵花卉,花大色艳、雍容华贵、富丽端庄、芳香浓郁,而且品种繁多,素有"国色天香""花中之王"的美称,长期以来被人们当作富贵吉祥、繁荣兴旺的象征。

牡丹在把花的美丽带给人间的同时,还把其丰厚的根皮——牡丹皮,一味清热凉血、活血散瘀的良药奉献给了人类。《本草纲目》中李时珍释名曰:"牡丹以色丹者为上,虽结子而根上生苗,故谓之牡丹……群花品中以牡丹第一,芍药第二,故世谓牡丹为花王,芍药为花相。"经历代变迁,五百多年前,鲁西南平原的曹州(今山东省菏泽市)成了牡丹花卉和牡丹皮药材的重要产地,并有了"曹州牡丹甲天下"的美誉。

牡丹,原为陕、川、鲁、豫及西藏、云南等一带山区的野生灌木,散生于海拔 1 500 米左右的山坡和林缘。我国牡丹的种植可追溯到两千多年前,1972 年,甘肃武威东汉圹墓中发现的医简中已有牡丹入药的记载。在中国牡丹的栽培历史中,形成了以黄河中、下游为主要栽培中心,其他地区为次栽培地的格局。随着朝代的更迭,牡丹栽培中心经历了洛阳(隋、五代、宋)、亳州曹州(明)、曹州(清)的演变,主要栽培中心始终位于黄河中、下游地区。

曹州与亳州皆于明代嘉靖年间(1522~1567 年)引入牡丹,也同于万历年间(1573~1620 年)达到繁盛。由于地域上的毗邻,两地之间相互交换品种,清代余鹏年《曹州牡丹谱》载:"曹花多移自亳"。亳州也引进不少曹州名品,如《亳州牡丹史》中记载一种"金玉交辉"的品种,说是:"曹州所出,为第一品。"又有"忍济红""萍实红"两种,也产于曹州。《曹南牡丹谱》亦云:"至明曹南牡丹甲于海内。"曹州一士人家,牡丹有种至四十亩(1 亩≈666.67 m²)者,多达一两千株,少者数百株。由此可以看出,现今牡丹的主要产地菏泽,在明代就已开始繁盛了。

清代,曹州牡丹的栽培更为兴盛,取亳州而代之。《曹县志》云:"牡丹非土产也,初盛于雒下(今陕西省洛南县),再盛于亳州,彼时已六、七百种,分五色排列,叙至于今,亳州寂寥,而盛事悉归曹州。"《曹州牡丹谱》云:"曹州园户种花如种黍粟,动以顷计,盖连畦接畛也。"蒲松龄在《聊斋志异》中,也曾有"曹州牡丹甲齐鲁"的记述。这时,曹州城东北各村栽培牡丹已很普遍。有以养花为业者,成园成圃者很多,其中尤以王李庄、洪庙、毛庄、赵楼各村为冠。道光年间赵玉田在村北建花园,专养牡丹、芍药,集本村之大成,园之周围以桑为篱,名曰"桑篱园",著有《桑篱园牡丹谱》,其中记述了 151 种,内称"山左十郡二州,语牡丹则曹州独也。曹州十邑一州,语牡丹则菏泽独也"。"菏泽为郡为里者,不知其几,语牡丹之出,唯有城北之一隅,鲁山之阳,范堤之外,连延褒不能十里。"其后,有《绮园牡丹谱》,核其名者百四十有奇。并云:"谷雨后往观,见姹紫嫣红,含蕊皆放,交错如锦,夺目如霞,灼灼似群玉之竞集,煌煌若五色之相宜。"当时栽培面积已达 500 多亩,每年输出 10 余万株,运往广州、天津、北京、汉口、西安、济南等地出售。

药用牡丹皮的生产,从播种、移苗、定植到挖根制丹皮要经过 5 年时间。若为分株苗,3 年即可。每年农历 8 月中旬到 9 月中旬,是牡丹皮的最佳采收季节。采收鲜根后,剪掉须根,把分枝剪开,用玻璃片逐根刮掉外表皮,然后砸扁根的一头,分离并掰出木心,俗称"刮皮抽筋"(即刮去根表皮,抽掉根的木质部),晒干即为"粉丹皮""刮丹皮"。不刮去根皮的称"原丹皮""连丹皮""黑丹皮"。然后分级包装即可上市。当地药农为增加成品的白色,有在刮去外表皮前后用硫黄两次熏蒸的习俗,但此法影响牡丹皮特有的芳香气味,并易在牡丹皮表面残余硫,对药用不利。刮掉的牡丹外表皮,晒干、收集后,当地习用其装成枕头,清香且舒适宜人,用于保健。

在中国第一部药学专著《神农本草经》中,载牡丹皮为中品。迄今,牡丹皮仍是全国最常用的 40 种大宗中药材之一。牡丹皮性微寒,味苦、辛,无毒,入心、肝、肾经,具有清热凉血、活血散瘀的功能。主治斑疹吐血、血滞经闭、经前发热、痈肿疮毒、损伤瘀血、阴虚发热、无汗骨蒸,临床上主要用于清肝火和凉血散瘀,是"丹栀逍遥丸""六味地黄丸"等名方中的主要药物。

八、临沂金银花

金银花,又称忍冬花、双花、二宝花,是中医临床常用药,是齐鲁大地重要的名产大宗药材之一,为忍冬科多年生半常绿缠绕性藤本植物忍冬的花蕾。

金银花在山东省各大山区均有野生分布,栽培品种集中在临沂地区的平邑、费县、沂南、苍山、蒙阴等地,以"临沂金银花"著称于世。其药用历史悠久,代代相传,用途广泛。

金银花入药原名忍冬,首载于陶弘景《名医别录》,《药性本草》《新修本草》《本草拾遗》等也均以忍冬之名收录记载。金银花之名首次出现在宋代《苏沈良方》中,有关金银花人工栽培的最早记载亦见于该书,其卷九记有"可移根庭栏间,以备急"。李时珍《本草纲目》释其名曰:"忍冬处处有之,藤生,凌冬不凋,故名忍冬。"忍冬"三四月开花,长寸许,一蒂两花二瓣,一大一小,如半边状,长蕊,花初开者,蕊瓣俱色白,经二三日,则色变黄,新旧相参,黄白相映,故呼金银花,气甚芬芳"。金、银都是宝,所以又俗称二宝花,还被人们爱称为鸳鸯花,有诗赞曰:"天地绁蕴夏日长,金银两宝结鸳鸯。山盟不以风霜改,处处同心岁岁芳。"

早期药用主要使用忍冬的茎叶，后逐渐发展至以花入药，且由采集野生品为主发展至大面积种植。据清光绪二十二年（1896年）编撰的《费县志》记载："花有黄白故名金银花，从前间有之，不过采以代茶，至嘉庆初，商旅贩往他处，辄获厚利，不数年山角水湄栽植几遍。"这是有关金银花大面积种植的最早记录。

金银花的采摘和晾晒必须及时，在5～8月间择晴天清晨采摘未开放的花蕾，以花蕾上部膨大呈青白色或白色最为适宜。采得过早花蕾过小，色青绿，过晚则花已开放，过早或过晚都会降低质量和产量。采下的鲜花及时在筐子里撒匀，放向阳通风处，筐子南北向，北端垫高，以利通风。晒时切忌翻动，否则变黑。晒至七八成干时，可倒在席上翻晒。晚上及雨天要防止露水打或雨淋，并要保证通风。有烘干设备的可进行合理烘干。

金银花味甘，性寒，归肺、心、胃经，有清热解毒、散风热之效。用于痈肿疔疮，喉痹，丹毒，热毒血痢，风热感冒，温病发热。

由于金银花是治疗各种疔疮肿毒的有效药物，故称为"消肿散毒治疮要药"。《外科精要》认为："治痈疽发背不问发在何处……皆有奇效。"清代陈士铎在《洞天奥旨》中对金银花倍加赞赏："疮疡一门，舍此味无第二品也。"他认为该品最能消火热之毒，主张"消火热之毒必用金银花"，并认为疮疡初起用金银花可以止痛，疮疡溃脓用金银花可以去脓，疮疡收口用金银花可以起陷。

用金银花治疗疔疮肿毒，可单味煎汤内服或用鲜品捣烂外敷，或常配蒲公英、野菊花、紫花地丁等同用，加强解毒消肿的作用。金银花配伍薏苡仁、黄芩、当归等药，可用于治疗肠痈（阑尾炎）。对各种热性病初起和外感风热，身热或微感恶风及发斑发疹等，金银花可与连翘、淡豆豉、薄荷等同用，如连翘散。对于热毒较重，并发咽痛、腮肿（如急性咽喉炎、急性腮腺炎），金银花可与大黄、黄芩、黄柏、板蓝根等同用。金银花与石膏、知母、连翘等配伍，可用于热病引起的壮热、烦渴、脉洪大等症（中医称为热入气分）。金银花与牡丹皮、生地黄配伍，用于热病出现皮肤斑疹、舌绛而干、烦躁少寐等症（中医称为热入营血）。用金银花还可治疗湿热痢疾泄泻（急性细菌性痢疾、中毒性肠炎等）。《本草拾遗》记载："主热毒、血痢、水泻，浓煎服之。"轻症单煎频服即可，重症可用金银花配白头翁、黄连、木香等同用。

将金银花加水蒸馏制成金银花露，有解暑清热的作用，可治疗小儿热疖、痱子等症，还可以作为夏季解暑饮料，可预防中暑、感冒及肠道传染病。

此外，金银花的茎亦入药，称为忍冬藤，又名银花藤，味甘，性寒，归肺、胃经，又有清热解毒、疏风通络的作用，常用于治疗温病发热、热毒血痢、痈肿疮疡、风湿热痹、关节红肿热痛、屈伸不利等。

九、沂蒙全蝎

全蝎俗称蝎子，又名钳蝎、全虫。《诗经》中称为"虿"，其尾部毒刺有毒可刺人，是一味功效卓著的良药。山东沂蒙山区腹地的沂水、蒙阴、平邑等山区盛产沂蒙全蝎。其个大体肥，药用功效显著，是道地贵重药材，有"东蝎"之誉，营养丰富，味道鲜美，可烹调为山珍佳肴。

按照现代动物学的分类原则，蝎可分为许多种，其中我国约有 15 种。不同种类分别冠以不同的名称，如东亚钳蝎、斑蝎、藏蝎、山蝎、十腿蝎等，以东亚钳蝎分布最广，也是我国《中华人民共和国药典》（2015 年版）规定的全蝎，又称钳蝎、马氏钳蝎、问荆蝎、远东蝎等。

齐鲁医学与文化

全蝎为节肢动物，生活习性为冬季蛰伏，惊蛰后活动，喜栖于石底及石缝的潮湿阴暗处，多穴居，以昆虫为食。全蝎在生长过程中有蜕皮期，野生者一般经过 6 次蜕皮，约 3 年时间长成成蝎。一般在仲春至初秋捕捉全蝎，清明至谷雨前后捕捉的称"春蝎"，此时的全蝎未进食，品质较佳。夏季全蝎产量较大，称"伏蝎"，因已进食，故质量较次。

全蝎食用、药用历史悠久，历史上至唐宋时期就有全蝎入药用的记载，始见于《蜀本草》，其后历代本草多有记载。全蝎产地主要在长江以北，"江南旧无蝎"，唐朝开元初年，主簿杜伯用竹筒盛蝎子过江，之后江南一带才有了蝎子。因此，蝎子在古本草中又有"主簿虫""杜伯"之称。宋代唐慎微的《经史证类备急本草》中载有此说，并记有"……蝎出青州，紧小者良"。宋之青州，即含今沂蒙山区。

活全蝎一般需要经过炮制、干燥后应用，称制全蝎。《中华人民共和国药典》（2015 年版）规定："春末至秋初捕捉，除去泥沙，置沸水或沸盐水中，煮至全身僵硬，捞出，置通风处，阴干。"根据水煮时加盐与否，可将加工炮制品赋予不同的称谓。在清沸水中烫死晒干者称淡全蝎或淡水蝎；以沸盐水煮后晒干者称盐全蝎、盐水蝎或咸全蝎。蝎可全体入药，亦可单独以尾部入药。《本草纲目》云："今入药有全用者，谓之全蝎；有用尾者，谓之蝎梢，其力尤紧。"

全蝎味甘、辛，性平，有毒，入肝经。具有息风止痉、通络止痛、解毒散结的功效。中医临床用于小儿惊风、抽搐痉挛、中风口眼㖞斜、半身不遂、破伤风、风湿痹、偏正头痛、疮疡、瘰疬等症。

作为食用,早在清初"炸全蝎"便成为孔府家宴中一大名菜,是为鲁菜名品。

十、长清瓜蒌

济南市长清区位于黄河下游东岸,泰山西北麓,东部群山连绵,东南紧依泰山,西与西北为黄河滩区,属于暖温带大陆性半湿润季风气候,四季分明,光照资源丰富。得天独厚的自然、地理环境和药农历代相传的栽培经验,使长清成为中药瓜蒌的道地产地。

长清瓜蒌以马山镇、万德、双泉、五峰等乡镇为最,这些地区都有"瓜蒌之乡"的美誉。据《长清县志》记载,在清代以前长清就有家种瓜蒌之记载。当地庭前屋后,遍植瓜蒌,春夏遮阴,美化环境,秋季收果采根,加工药用。

瓜蒌为葫芦科植物栝楼或双边栝楼的干燥成熟果实。最早见于《诗经》,曰"果蠃之实亦施于宇",果蠃即瓜蒌。我国最早的药物学专著《神农本草经》名其曰"栝楼",列为中品。《本草纲目》亦有记载:"果实圆长,青时如瓜,黄时如熟柿,山家小儿亦食之;内有扁豆,大如丝瓜子,壳色褐,仁色绿,多脂,作青气。炒干捣烂,水熬取油,可点灯。"

古代瓜蒌的名称繁多,有栝楼、栝楼根、栝楼实、地楼、天瓜、果蠃、果蓏、泽姑、黄瓜等;按古音,果、姑、瓜、栝相通,蠃、楼、蒌相通。古代本草中,瓜蒌既指植物名,又指中药名。现代瓜蒌一般指植物名,果实名瓜蒌,又分全瓜蒌、瓜蒌皮和瓜蒌仁三种,根名天花粉。均是常用中药。

瓜蒌为多年生草质藤本,块根肥厚,呈圆柱形或葫芦形,外皮淡棕黄色,底生须根多数。叶互生,宽卵状心形或偏心形,通常3～5浅裂至深裂;卷须细长,有2～3分枝。花单性,雌雄异株,雄花3～8朵排列总状花序,有时单生;萼片线形,全缘;花冠白色,雌花单生于叶腋,子房椭圆形。果实椭圆形,成熟后橘黄色,有光泽,种子扁平,卵状椭圆形,浅棕色,花期6～8月,果期9～10月。

长清药农在长期实践中,积累形成了瓜蒌的加工经验。瓜蒌栽培1～2年开始结果,霜降前后果皮由绿变红,内部糖汁渐稠时采收,随熟随采。采收应及时,在通风处晾干,即成全瓜蒌,以个大、不破裂、不腐烂、橙黄或红黄、皮厚、种子多、糖汁浓者佳。采收过程中要做到"五轻"(即轻收、轻运、轻放、轻编、轻挂)、"四防"(防碰、防雨、防晚收、防霉烂)。取全瓜蒌去果柄切成两瓣,取出子和瓤,将蒌皮晒干或烘干,即成瓜蒌皮,以足干无瓤、外皮红黄、内面黄白为佳。将子和瓤加草木灰放盆内反复揉搓,漂净不饱满的种子,将干净种子晒干即得瓜蒌仁,以足干、饱满、味甘、油性足为佳。选2～3年的瓜蒌,在霜降前后取其根,抖净泥土,去掉芦头,切成数寸长的小段,粗者纵剖成2～4瓣,晒干或烘干即天花粉,以足干、粗壮坚实、色白粉足、断面无黄筋者为优。

瓜蒌味甘、微苦、性寒,能宽胸散结、润肺滑肠,上能清肺胃之热而涤痰导滞,下可润大肠之燥而通便,是治疗胸痹、结胸、乳痈、便秘的常用之药。瓜蒌皮能清肺,敛肺,宁嗽定喘;瓜蒌瓤善于滋阴,润燥,滑痰生津;瓜蒌仁能开胸降胃,善通大便。瓜蒌还可用于滋润皮肤,治疗皮肤皲裂,洗手、洗脸时作肥皂之用,可令皮肤光泽,不燥不裂。如《泰山药物志》记载:"蒌蜜味甘性凉,去面上垢,令之转少年。"天花粉味苦、微甘、性寒,可清热生津,消肿排脓,是中医内外科的常用药。

十一、平阴玫瑰

平阴县是我国著名的玫瑰之乡,全县种植面积3万余亩。玫瑰系蔷薇科落叶灌木植物,气味芳香,花蕾香嫩、润泽,药食两宜,在中药中别名徘徊花、刺玫花、笔头花。早在隋唐时期,玫瑰花的美容养颜、保健护肤作用就备受宫廷贵人的青睐。其理气和血的功用也备受历代医家赞誉,《本草正义》说:"玫瑰花,香气最浓,清而不浊,和而不猛,柔肝醒胃,流气活血,宣通窒滞而绝无辛温刚燥之弊,断推气分药之中,最有捷效而最为驯良者,芳香诸品,殆无匹配。"

平阴玫瑰栽培历史悠久,早在距今1 300多年的唐代初期就有先师慈净和尚在平阴翠屏山栽植玫瑰的记载。明代已能够利用玫瑰酿酒、制酱。到了清代,色艳味浓、品质优异的玫瑰已遍植于平阴的翠屏山周围及玉带河流域。清末《续修平阴县志》中载《平阴竹枝词》,有"隙地生来千万枝,恰似红豆寄相思。玫瑰花放香如海,正是家家酒熟时"的诗句,说明玫瑰制酒已形成规模生产。民国初年《平阴乡土志》载:"清光绪二十三年(1907年)摘花季节,京、津、徐、济宁客商云集平阴,争相购花。"此时期栽植玫瑰花盛极一时。

平阴玫瑰的用途十分广泛,可以美化环境,防止水土流失,玫瑰花有很高的经济价值,可用于食品、医药、化工等行业,玫瑰花蕾可以制酱、酿酒、熏茶、制糖、制作糕点等,还可提取玫瑰精油。玫瑰精油被称作"液体黄金",价格昂贵,既是香精工业的高级香料,又可用于食品、化妆品的加香工艺中。

玫瑰花作为传统药食皆宜的食物,采摘期在每年的5～6月,当玫瑰花即将开放时,可分批摘取它的鲜嫩花蕾,经严格的消毒、灭菌、风干,可以几乎完全保留玫瑰花的色、香、味。现代研究表明,玫瑰花能有效地清除自由基,消除因内分泌功能紊乱而引起的面部暗疮、色素沉着等。本品长期服用，美容效果甚佳。玫瑰花所含的挥发油有促进胆汁分泌的作用，增强脾胃的消化功能，可用于肝胃不和、胸胁胀痛、胃脘疼痛、嗳气、纳呆等症。玫瑰花经过简单的配伍加工，可以在日常保健中发挥重要的作用。

平阴玫瑰味甘、微苦，性温，归肝、脾经，芳香疏泄，具有疏肝解郁、理气止痛、和胃醒脾、调理月经、活血化瘀、美容养颜、解毒消肿等功效。可以用于治疗肝胃气痛、食少呕恶、月经不调、吐血咯血、赤白带下、痢疾、乳房胀痛、乳痈、肿毒、新久风痹、跌仆伤痛。对心脑血管疾病、精神抑郁症及月经不调等妇科疾病也有显著的疗效。《食物本草》谓其"主利肺脾、益肝胆，食之芳香甘美，令人神爽。"

民间有熬制玫瑰膏的秘方，将300朵玫瑰花蕾加清水适量熬成浓汁，滤去花渣，再加入500克冰糖或红糖，熬成膏状即可，放在冰箱里保存，每天服用1～2茶匙。玫瑰膏可补血养气、滋养容颜、调理月经。长期使用，效果更佳。玫瑰膏在《饲鹤亭集方》中也有记载。女性经期间出现情绪低落，或乳房胀痛、痛经等症状，可以玫瑰花适量代茶饮用，能缓解症状。

十二、即墨老酒

《即墨县志》载："自盘古开天地，炎黄子孙刀耕火种，辛勤劳作，有饭不尽，委之空桑，郁结成味，温使分浆，甘美醇香，醪酒名扬。历经沧桑，大公精酿，唐朝骷髅，宋代干榨，传至今日，即墨老酒，千古名酿。"酒是最古老的中药原料，被称为"百药之长"。黄酒是中国最传统的酒种，是世界最古老的酒精饮料之一，具有色泽瑰丽、气味馥郁、香型独特、性质温馨、质地醇厚等特点，是常用的中药材。《本草纲目》记载："老酒，和血养气，暖胃辟寒。"黄酒是华夏酒文化的代表，是中华民族的珍贵遗产，据考古和相关史料记载，我们祖先在六千年前酿酒的最初产品就是黄酒。

"南有绍兴花雕，北有即墨老酒"，自古以来黄酒业就形成了"南北黄酒，划江而制"的格局。北方黄酒是以黍米为原料，以陈伏麦曲为糖化发酵剂酿造的传统老酒。即墨传统工艺老酒产于山东即墨县，是中国北方黄酒的典型代表，具有悠久的酿造历史。

即墨老酒的酿造历史可上溯到两千多年前。据《即墨县志》和有关历史资料记载：早在公元前722年，即墨地区就是物产丰富、富庶繁华之地。这里土地肥沃，盛产优质黍米（俗称大黄米），米粒大而光圆，是酿造传统老酒的极佳原料。

当时,即墨地区盛行用黍米酿造黄酒,古称"醪酒",作为祭祀用品和助兴饮料。古时地方官员经常将珍品"醪酒"向皇室进贡。

相传,春秋时期齐国国君齐景公朝拜崂山仙境,以黄酒作为敬奉神灵之品,谓之"仙酒";到战国时期齐国将领田单在齐国古城——即墨率众将士饮老酒壮军威,摆火牛阵大破燕军,留下了"火牛扬威冲阵角刃尾火取奇胜,老酒壮胆杀敌更以佳醪犒壮士"的绝妙诗句,故又将老酒称为"牛酒";秦始皇东赴崂山索取长生不老药,谓之"寿酒";因几代君王开怀畅饮此酒,又谓之"珍浆";唐代中期,人们发现醪酒"适筋骨入骨髓",称其为"骼髅酒",又称"骷辘酒"。

唐代天宝年间(744年),李白到崂山看望密友,友以即墨老酒招待他。李白酒后诗兴大发,当即吟诗《寄王屋山人孟大融》一首:"我昔东海上,劳山餐紫霞。亲见安期公,食枣大如瓜。中年谒汉主,不惬还归家。朱颜谢春晖,白发见生涯。所期就金液,飞步登云车。愿随夫子天坛上,闲与仙人扫落花。"这里的"金液"就是即墨老酒。

到了宋代,开始有关于即墨黄酒酿造的正式记载。即墨黄酒是选用优质黍米、麦曲和崂山矿泉水为原料,沿用"古遗六法"(黍稻必齐,曲蘖必时,煁炽必洁,水泉必香,陶器必良,火齐必得)的传统工艺酿制而成。即墨老酒酒液清亮,酒体醇厚,焦香浓郁,回味不绝。古人赞曰"其色黑褐透明,其液盈盅不溢,其味醇和郁馨,其功舒筋活血"。即墨黄酒中尤以"老干榨"为最佳,其质纯正,便于贮存,且愈久愈良,系胶东地区诸黄酒之冠,被记入《即墨县志》物产篇。由于即墨"老干榨"有历史久远、颜色深浓、口味纯正、久存尤佳的特点,人们为了把即墨的黍米黄酒同其他地区黄酒区别开来,遂改称为"即墨老酒",此名沿用至今。

清代道光年间,即墨老酒不仅畅销全国各大商埠达,而且出口远销日本及南洋诸国。1932年《即墨县志》记载,即墨县城有黄酒馆500家,年产100万斤。1933年日本出版的《最新化学工业大全》中称"中国北方黄酒——即墨老酒最为著名"。即墨老酒不仅是我国民族传统遗产,同时也是我国酒文化的象征。

中华人民共和国成立前夕,即墨仍有"回合栈""源兴泰""中合馆"等传统老酒酿造作坊。中华人民共和国成立以后,政府组建山东即墨黄酒厂,专业生产"即墨"牌老酒,从此以后,即墨市黄酒的生产进入产业化、规模化的发展。

古人云:"米为酒之肉,水为酒之血,曲为酒之骨。"古法酿制黄酒对原料和工艺要求极其严格。"古遗六法"最早记述于《礼记·仲夏月令篇》,即仲冬三月"乃命大酋;黍稻必齐,曲蘖必时,煁炽必洁,水泉必香,陶器必良,火齐必得,兼用六

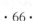

物,大酋监之,无有差忒"。

"黍稻必齐"是指酿酒要选择当年产的黍米,而且必须颗粒均匀、饱满、无杂质。即墨地区(包括崂山)土地肥沃,物产丰富,盛产黍米(俗称大黄米),米粒大而光圆,是酿造黄酒的上乘原料。新鲜的黍米脱皮时不易破碎,吸水性强,容易糊化,出酒醇厚,风味纯正。

"曲蘗必时"是指所用的糖化发酵剂麦曲的制作时间要得当。麦曲是我国最早的黄酒曲,原料是小麦,即墨黍米老酒酿造所用麦曲一般选择在夏天小麦收成后的高温季节踏曲,也叫中伏踏曲。即墨老酒选的陈麦曲需要存放一年以上,并加香油焙炒。适时制作的麦曲赋予即墨黍米老酒独特的风味。

"水泉必香"是指酿造用水必须是洁净甘甜的崂山矿泉水。崂山泉水水质洁净,硬度低,杂菌少,含有丰富的矿物质和微量元素等,是酿造即墨老酒的重要条件。

"煁炽必洁,陶器必良"是指酿造酒所用设备、工具、容器必须洁净、卫生,保证酒液风味纯正。

"火齐必得"是指糊化求糜过程中要适火铲糜,掌握焦而不糊的火候、不黏不彻的黏度。适火铲糜,使大黄米呈现自然的米色到棕红色,并产生特有的焦糜香,使北方黍米黄酒形成了特有的焦香风味。

即墨老酒是一种酒精度低、热量高、营养丰富的饮料,被誉为"营养酒王"。由于酿造即墨老酒所用原料大黄米本身的价值和酿造过程中微生物的新陈代谢形成了即墨老酒丰富的营养价值。即墨老酒含有多种人体所需要的氨基酸、微量元素及酶、维生素。即墨老酒的氨基酸含量比啤酒高十倍,比葡萄酒高十二倍,适量饮用,能促进人体新陈代谢,增强体质,振奋精神,帮助消化,防止疾病,延年益寿。

即墨老酒酒精度低,酒性和顺,香浓柔和,可直接饮用,也可调味。近年来饮用黄酒渐成时尚,冬季可以将黄酒热透,调入细姜粉饮用,有舒筋活血、祛风散寒的作用;夏季可以冰镇、添加糖块或兑水后饮用,可改善食欲,增加胃肠功能。即墨老酒既是营养饮品,又是不可缺少的烹饪佐料,可以去掉鱼虾、鸡蛋的腥味和牛羊肉的膻味。

即墨老酒有很高的药用价值,能增进食欲、振奋精神、活血化瘀、舒筋通脉、强健脾胃、润泽皮肤、养颜美容、散寒祛湿、延缓衰老。它既是常用的中药药引,又是中药饮片和丸、散、膏、丹等中成药炮制加工的重要辅料。

现在即墨老酒仍是食疗方剂的重要原料。黄酒有利于产妇催奶和恢复产妇的体能,在即墨一带,妇女分娩前,提前用即墨老酒煮鸡蛋,产后趁热将鸡蛋连酒一同吃下,就是取其活血化瘀、养血补血的功效。产后或月经期用红糖冲服老酒温服可活血补血止痛。黄酒浸鲤鱼,清汤炖服,能增加哺乳期妇女的乳汁量。腰腿痛、关节炎患者,适量常饮即墨老酒,可通经活络、祛风散寒,减轻疼痛。如黄酒浸黑枣、胡桃仁,可以健脾补血,是常用的冬令食品;黄酒浸泡龙眼肉、荔枝肉,能补心养血,可以治疗心悸失眠;阿胶用老酒蒸服,专治女子血虚等。

山东即墨黄酒厂经过市场调研推出了新型即墨老酒。新型即墨老酒为浅琥珀色,使人赏心悦目;其味醇正,芳香持久;入口绵软,沁人心脾;不仅传承了即墨老酒的营养与保健作用,并适当添加了枸杞、蜂蜜等保健物质,能美容,延缓衰老,对老年人和妇女更适宜。新型的即墨老酒更适宜与海鲜等食物进行搭配,还有调节微循环、抗风湿、改善心血管疾病和预防痛风的作用。

第三章　齐鲁医家临床与实践

第一节　王叔和与中医脉学

脉诊是中医学最有特色、最有代表性的诊法。脉诊的起源几乎与中医学的历史一样悠久，现在一般根据《史记·扁鹊仓公列传》所载的"至今天下言脉者，由扁鹊也"为据，认为脉诊起源于齐派医学的始祖扁鹊。后来，随着脉诊理论和实践不断丰富，逐步发展成为相对独立的脉学，仓公淳于意、医圣张仲景、神医华佗等均对此做出重要贡献。

脉学发展到魏晋时期，不仅内容更为丰富，诊法更为简便，而且医家非常重视凭脉诊病，诊脉的临床意义越来越大。但由于丰富的脉学内容散见于各家著作当中，难免互有偏见，混乱不一，况且"脉理精微，其体难辨"，总是给人以"在心易了，指下难明"的感觉，学习与传播都很困难。西晋王叔和撰写了《脉经》，是为我国现存最早的脉学专著。

王叔和，名熙，山阳郡高平（今山东省微山县西北）人，大约生活于东汉光和三年（180年）至泰始六年（270年）前后。王叔和"素性沉静，博好经方"，读过许多医学典籍，甘伯宗《名医传》说他"穷研方脉，精意诊切，洞悉养生之道，深晓疗病之源"。因他精通脉学，擅长脉诊，治愈许多疑难杂病，名声很快传遍洛阳，不久即被招去当了魏太医令。他在任太医令期间，不断阅读和钻研医书，整理了张仲景的《伤寒杂病论》，使其得以流传。此外，他还撰写了《脉经》《脉诀》《脉赋》《脉诀机要》等著作，其中流传下来的最重要的一部便是《脉经》。

《脉经》共10卷，分为98篇，约10万余字，不仅辑录了《内经》以来，扁鹊、淳于意、张仲景、华佗及王遂、阮炳、戴霸、吴普、葛玄、吕广等历代诸家的脉法，而且通过分析归纳、系统整理，对诊脉方法、脉学理论及脉诊的临床意义做了统一规范或明确阐释，成为我国第一部规范的脉学专著，对中医脉学的发展起到了承前启后的作用。

第一，在诊脉部位和方法方面，《脉经》进一步完善和推广"独取寸口"的诊法。古代诊脉从"遍身诊法"到"三部诊法"（头部人迎、手腕寸口、足背跗阳），再到"独取寸口诊法"，经历相当长的演变过程，《难经》中虽然提出"独取寸口"，但未能解决寸口部位的划分问题。王叔和"首宗黄岐，附以诸贤，参以己意"，首次明确了寸、关、尺三部，即手腕后高骨为关，关前为寸，关后为尺，并清楚界定了寸、关、尺的部位与长度。在此基础上，进一步明确了寸、关、尺三部脉位的脏腑相配方法，即左寸候心、小肠，左关候肝、胆，左尺候肾、膀胱，右寸候肺、大肠，右关候脾、胃，右尺候肾、膀胱。这一方法不仅解决了寸口脉诊的关键技术问题，而且使"独取寸口"诊法在分部主病方面形成了系统完整的体系。这一体系在长期的临床实践中已被证明是行之有效的，所以一直沿用至今。

第二，在脉学理论建设方面，《脉经》确立了24种脉象的标准和规范。在《脉经》之前，古籍中所述脉象多达数十种，极不统一。王叔和经过认真研究，分析总结，对脉象的名称和形态加以规范统一，将脉象归纳为浮、芤、洪、滑、数、促、弦、紧、沉、伏、革、实、微、涩、细、软、弱、虚、散、缓、迟、结、代、动24种，并对每种脉象的形态特征做了言简意明的阐述，对各种反常的脉象所主病证亦做了详细论述。这样，《脉经》所载脉象由于名称划一，标准明确，临床实用，易于推广，因而得到广泛承认，并成为历代脉法的准则。后世脉象有26种、27种、28种、30种、32种等不同划分，都是在此基础发展而成的。

齐鲁医学与文化

第三，在脉诊的应用方面，《脉经》将脉象主病与病证辨识结合起来。如"迟则为寒，涩则血少，缓则为虚，洪则为热"，这样就使脉法成为临床实用的诊断技术，使脉象成为临床辨别病证的重要依据，从而提高了脉诊的临床实用价值及意义。又如"寸口脉芤吐血，微芤者衄血，空虚血去故也。宜服竹皮汤、黄芪汤，灸膻中"，指出出血者其脉空虚，多见芤脉，宜服竹皮汤或黄芪汤补益气血，或灸膻中治疗。这样就有机地将脉、病与治疗统一起来。因此，后世脉诊几乎成为中医诊断的标识，这与《脉经》对脉学的贡献是分不开的。

《脉经》的撰成完成了对古脉法的历史性结集、改革和完善，使脉学达到一个新的水平。后世脉学的发展始终遵循《脉经》的理论体系和基本框架，并在此基础上长期传承至今。

据有关资料记载，隋唐时期的脉学著作有30多部，可惜大都散失了。但从这些著作的内容上看，《诸病源候论》《备急千金要方》《千金翼方》《外台秘要》等几部名著都大量引述了《脉经》的内容，可以看出《脉经》对隋唐脉学的影响是广泛的。

六朝时期，高阳生撰写了一本《王叔和脉诀》，全书用七言歌诀写成，计有脉赋、诊人式、五脏六腑脉法、七表八里九道脉类等长短歌诀200余首。此书以歌诀形式阐述脉理脉象,内容要而不繁,文字通俗易懂,易于上口,便于记诵,对普及和推广脉学知识有很大影响。但由于该书因不是王叔和所著而又以"王叔和"为名,后来被当作伪书看待,甚至对其进行了长达数百年的批判。其实,该书主要是根据《脉经》原意编写的,并且有所发挥,尤其是书中提出的"七表八里九道脉"的分类,后世多有赞同者。从另一个角度看,由于后世对该书的批驳,不仅繁荣了学术,而且带动了脉学的普及与发展,同时涌现出象《脉诀刊误集解》《濒湖脉诀》《脉诀汇辨》等脉学著作,更加彰明扩大了《脉经》的影响。尤其是李时珍的《濒湖脉诀》,虽然内容上在驳正《王叔和脉诀》,但仍以歌诀形式深入浅出地介绍王叔和的脉学,既起到了正本清源的作用,又满足了一般人学习的需要,因此成为流传最广、影响最大的脉学普及著作,直到今天仍是学习脉学的重要参考著作。

宋代施发所著的《察病指南》是现存较早的诊法专著,内容以脉诊为主,兼及一般诊法。全书首论脉学基本理论、基本技巧,次按七表八里九道脉分类法,记述 24 种脉象的脉形与主病,内容精当,颇为实用。尤其书中载有 33 幅脉象示意图,在《脉经》脉图久佚的情况下,实开脉象图示之先河。继《察病指南》之后,杨士瀛《医脉真经》、萧世基《脉粹》、崔嘉彦《脉诀秘旨》、刘开《脉诀理玄秘要》等对《脉经》均有一定的补充和发展。

随着医学的发展和流派的形成,金元四大医家刘完素、张子和、李东垣、朱丹溪对脉学均有所贡献,尤其在脉诊与临床应用方面,四大家均有各自丰富的经验,充实了脉象与病证相结合的内容。这一时期重要脉学著作当属滑寿的《诊家枢要》,书中论及脉理脉法、四时五脏平脉、三部九候之脏腑分属、各种病脉等。该书"脉阴阳类成"篇,通过两种相反的脉象对照比较,论述了浮与沉、迟与数、虚与实、洪与微等 30 种脉象的名称、形态、主病等,条分缕析,简明扼要,颇为实用。

明清时期,脉学稳定发展,许多医家都对脉学有深入研究,其中以李时珍、张景岳、李中梓、李彦贞、周学霆、张璐、周学海等医家最负盛名。前已述及的李时珍《濒湖脉诀》不仅对脉学普及有广泛影响,而且在《脉经》24 种脉象的基础上规范了 27 种脉象及其主病,为后世医家所采用。李中梓《诊家正眼》阐述脉学基本理论,批驳高阳生《脉诀》之误,介绍了 28 种脉象的形态主病,言简意赅,辨精析详,且文字通俗,切于实用,流传较广。张璐《诊宗三昧》专论脉理,首述脉学宗旨,次论脉位、脉象、经络,再详释 32 种脉象,并有口问、逆顺、妇人、小儿脉论等。全书议论精辟,自成一家之言,在脉学上影响较大。此外,张景岳《景岳全书·脉神章》、李彦贞《脉诀汇辨》、周学霆《三指禅》、周学海《诊家直诀》,以及贺升平《脉要图注详解》、黄宫绣《脉理求真》、卢之颐《学古诊则》、沈金鳌《脉象统类》等,均各有特色,使脉学不断充实和完善。

就脉学发展历史而言,《脉经》的成就是巨大的,影响是深远的,被誉为脉学之圭臬、脉学发展的里程碑,在祖国医学发展史上占有十分重要的地位。《脉经》所确立的脉法规范及原则,沿用近两千年,至今仍具有重要的临床实用意义,被尊为"百世之准绳"。

《脉经》不仅对我国脉学的影响广博深远,而且在世界医学史上占有重要位置。远在隋唐时期,《脉经》即传到朝鲜、日本,后又传入中东和欧洲。阿拉伯著名医家阿维森纳《医典》第二篇切脉部分 48 项,有 35 项与《脉经》相同。1313年,波斯首相哈姆丹尼主持撰写医学百科《伊尔汗的科学宝藏》,也引用了《脉经》的资料,并且明确提到王叔和的名字。到 17 世纪,《脉经》已被翻译成多种文字在世界流传。

第二节　钱乙与中医儿科

钱乙是中医学史上著名的儿科学家,因其在儿科方面贡献卓著,被尊称为"儿科鼻祖"。

钱乙,字仲阳,约生于宋明道元年(公元 1032 年),卒于政和三年(公元 1113年)。其祖籍浙江钱塘,先祖和吴越王钱俶有宗属关系。太平兴国三年(公元 978 年),钱俶以两浙十三州之地(今浙江及福建北部)降宋,封淮海国王,留居于京师。钱乙的曾祖钱赟跟着吴越王北上迁移,定居山东,遂为郓州(今山东东平)人。

钱乙的父亲钱颢,精于医道,擅长针灸,但嗜酒喜游。钱乙三岁时,他的父亲匿其姓名到山东东部沿海一带旅游,从此一去不返,母亲又早亡,于是他便成了孤儿。他的姑母嫁到姓吕的医生家里,因为可怜他是孤儿,就将他收为义子。钱乙成年后从吕氏处得知了父母亲的事情,痛哭一场,请求出去寻找自己的父亲,他不辞劳苦,前后花费了几年的时间,终得以把父亲接回家中,那时钱乙已经三十多岁了。乡亲们对他的孝心异常感慨,以至于感动得流下泪来,许多人写诗赞颂此事。七年之后,父亲寿终去世,钱乙遵照礼法办理丧事。姑夫吕氏没有儿子,他就像对待亲生父亲一样侍奉吕氏,死后钱乙为他装殓埋葬,并按照子女的礼仪穿孝服为他守丧,每年按时祭奠,都跟祭奠亲生父亲一样。后来又亲自操办吕氏的孤女出嫁，代其尽到嫁女的责任。钱乙的孝行和义举深受人们尊重。

钱乙天资聪颖，自幼跟随姑父吕氏学医，由于他勤勉好学，医术精进不已，年轻时即享誉远近。钱乙博览群书，知识渊博，诸子百家、史书杂说无所不读，天文地理、社会人事无所不晓。青年时期，为了学习五运六气，夜晚常在东平王墓的巅顶观察天象，有时能连续一个多月晚上不睡觉。老年以后依然手不释卷，时时阅读史书杂说。但是，钱乙博览群籍而不拘泥守古，能融会自己的见解，有所突破，且大都与理法相合。

在习医过程中，钱乙认真钻研《内经》《伤寒杂病论》《神农本草经》等中医经典著作。特别是对《神农本草经》，他所下功夫最深，能"辨正阙误"，详细分辩其中正误和遗缺的地方。由于他精通本草，见识非凡，别人得到罕见的药物，或拿不同的药请教他，他总是能从其名称、习性、生长过程、形貌特点等方面的差别，详尽地予以解答。事后将他的说法与书上对照，果然都能吻合。别人在习医中遇到疑难问题求教于他，他都能有问必答，充分显示其博学多识的才能。

"宁医十男子，莫医一妇人；宁医十妇人，莫医一小儿。"这一流行医林多年的谚语，说明小儿疾病较难诊断和治疗，所以自古以来研习者较少，没有系统的资料流传下来。在钱乙之前，很少见到儿科专著，相传东汉时期卫汛著有《颅囟经》，惜已失传。历代医家积累的实践经验均散见于各家著作之中。钱乙精通经典，博览诸家，一生致力于儿科研究。他一一采辑古代有关儿科的资料，如巢元方的《诸病源候论》、孙思邈的《千金方》等关于儿科病的记载，并加以深入研究。宋代有人托名古代师巫撰《颅囟经》二卷（明代以后散佚），谈到了小儿脉法，占寿夭死生之候，病证诊断和惊、痫、癫、疳、痢、火丹（即丹毒）、杂证等的治疗方法。钱乙对这本书倍加推崇，经过反复研究，深受启发，以此作为指导，用于儿科临床，收到很好的疗效。《四库全书总目提要》称"钱乙幼科冠绝一代，而其源实出于此书，亦可知其术之精矣。"由于在钱乙之前的儿科著作没有得以流传于世，因此钱乙的《小儿药证直诀》作为现存最早的儿科专著，保存了大量古代儿科临证治疗经验和理论成果，为中医儿科学得以承传和发展奠定了基础。

钱乙善于汲取前人的有关医疗经验，并结合自己的心得加以创造性地运用，最初就是因为善于使用《颅囟方》、长于治疗小儿疾患而出名。

钱乙的声望远远超出郓州一隅，而且很快名闻京师（当时汴京）。元丰年间，宋神宗长公主（皇姐）的女儿患泻痢之疾，濒临病危，他应召到京城为其治病，诊毕，钱乙说："当发疹而愈。"驸马都尉认为不对，怒冲冲地责备他，钱乙并不辩解，第二天患者果然疹出痊愈。驸马都尉非常惊喜，赠诗给钱乙以表谢意。长公主因此上书奏请，拜授他为翰林医学的官职，并赐给他绯色的朝服。第二年，皇子患癫痫病，御医束手无策，钱乙在长公主的推荐下奉诏入诊，用"黄土汤"很快治愈了太子的疾病。宋神宗皇帝召他面谕嘉奖，并询问黄土治愈疾病的原因，他解释说："太子的病是风症，五行之中土能克水，用土去克制水，水不泛滥，肝风也自然就平息了。况且经过以前各位御医治疗已经接近病愈，我治疗时不过恰逢痊愈罢了。"皇帝听了非常高兴，把博学而谦逊的钱乙提升为太医丞，赐给他紫衣官服和金鱼袋。

自此以后，钱乙誉满京城，上至皇亲国戚、达官贵人，下至士人百姓，都来邀请他去治病，以至于每天应接不暇。钱乙虽得到皇帝的重用和赏识，但从不矜持己名，也不诋毁其他医生。对于患者，他不分贫富贵贱、长幼妍媸，一视同仁，皆认真诊治。由于钱乙医德高尚、医术高超，所以深受众人爱戴。然而，钱乙生性淡泊，无心于京城的功名富贵，不久就托病要求辞官回归故里。元祐年间，钱乙又被宋哲宗召回做皇室御医，但没过多长时间，他再次托病求退，得以告归乡里。

钱乙专一为业，对儿科作了四十余年的深入钻研，终于把握了小儿的生理病理特点，摸清了小儿病诊治的规律，积累了丰富的临证经验，一生救治危重病儿无数。他结合《内经》《伤寒杂病论》《神农本草经》等经典医著及诸家学说，把自己的经验和体会予以总结，在理论上提出了许多创见，写成了儿科专著——《小儿药证直诀》。该书对小儿生理、病理、脉证治法论述精详独到，从而奠定了中医儿科学基础，也使钱乙闻名遐迩。

钱乙由于生前诊务繁忙，所以虽亲订书稿，但无暇整理，随著随传，内容比较杂乱。钱乙去世以后，其弟子阎孝忠予以收集整理，正其谬误，删其重复，编辑核校，于宋宣和元年（公元1119年）正式刊行问世。钱乙一生著述很多，除《小儿药证直诀》外，还著有《伤寒论指微》五卷、《钱氏小儿方》八卷、《婴孩论》百篇等，可惜皆散失不传。《小儿药证直诀》是我国现存第一部以原本形式保存下来的儿科学专著，全书共三卷，上卷论脉证治法，主要论述小儿脉法、五脏生理病理、五脏病证、杂病等小儿病证及治法共八十一条；中卷为医案，记载所治危重疑难病证二十三则；下卷为方论，载方一百二十首，其中很多为钱氏独创，反映了其临证用药经验。该书也是世界上现存最早的儿科专著，比意大利医生巴格拉尔德的《儿科集》早351年。后人视之为儿科的经典著作，把钱乙尊称为"儿科之圣""幼科之鼻祖"。《四库全书》称此书为："小儿经方，千古罕见，自乙始别为专门，而其书亦为幼科之鼻祖。后人得其绪论，往往有回生之功。"

《小儿药证直诀》继承和发展了《内经》和历代诸家学说，"概括古今，又多自得"，在小儿生理、病理、诊断、治疗等方面创见颇多。

　　在诊断方面，钱乙归纳出儿科病证六种常见脉象，即"脉乱，不治。气不和，弦急。伤食，沉缓。虚惊，促急。风浮，冷沉细"。但是由于患儿"多未能言，言不足信""脉微难见"，因此在诊断方面钱乙把"必资外证"列为四诊之首，在望诊上重视面上诊和目内诊。在望面色中指出"左腮为肝，右腮为肺，额上为心，鼻为脾，颏为肾。赤者，热也，随证治之。"其五色应五脏的色诊规律沿袭至今，如赤者主热，白者主寒、主虚，青者属肝热或惊风，黄色属湿热或脾虚泻利，黑色属肾虚或寒痛。钱乙在望目中提出："赤者，心热。淡红者，心虚热。青者，肝热。黄者，脾热。无精光者，肾虚""吐泻昏睡露睛者，胃虚热。吐泻昏睡不露睛者，胃实热"。

　　在辨证方面，钱乙在继《内经》《难经》《金匮要略》《千金方》等脏腑辨证基础上，首创儿科五脏辨证纲领，阐明"五脏所主"，以使人知其常，立"五脏病"，而使人知其变。用风、惊、困、喘、虚来归纳肝、心、脾、肺、肾主要证候特点，用虚实寒热来判断脏腑的病理变化。钱乙在以"五脏为纲"的辨证理论指导下，临证时亦从五脏分证着手，如小儿诸疳，"肝疳，白膜遮睛。心疳，面黄颊赤，身壮热。脾疳，体黄腹大，食泥土。肾疳，极瘦，身有疥疮。肺疳，气喘，口鼻生疮"，同时将五脏配五行之间的生克制化联系起来讨论，他指出："肝脏病见秋，木旺，肝强胜肺也，宜补肺泻肝。肺病见春，金旺，肺胜肝，当泻肺。心病见冬，火旺，心强胜肾，当补肾治心。肾病见夏，水胜火，肾胜心也，当治肾。"

　　在治疗方面，钱乙认为小儿的生理特点是"肌骨嫩怯""脏腑柔弱""五脏六腑成而未全、全而未壮"，其病理特点是"易虚易实，易寒易热"。在治疗上根据生理病理特点辨别寒热虚实，提倡以"柔润"为原则，力戒妄攻误下和"蛮补"。治疗原则上，钱乙以五脏辨证为依据，提出治五脏病要"视病之新久虚实，虚则补母，实则泻子"，并创立了五脏补泻诸方。如治心热用导赤散，心实用泻心汤，心虚用安神丸，肺盛喘嗽用泻白散，肺虚喘促用阿胶散，肝实用泻青丸，肾虚失音、囟门不合用地黄丸等。

　　在预后方面，钱乙不但善于诊断，而且对疾病的预后能做出正确的判断。例如，"大抵疮疹属阳，出则为顺。故春夏病为顺，秋冬病为逆""顺者易治，逆者难治""病重，面有五色不常；不泽者，死"等。

　　钱乙平生注重研究方药，对儿科方剂的贡献巨大。《小儿药证直诀》共载方120首，有单方小剂，也有复方大剂。有化裁古方，也有自创新方。由于小儿服药多有不便，所以钱乙用药力求简便，不少方剂组方精、药味少、剂量小，以丸、散、膏、丹多见，便于给药，可以随时取用，符合儿科的用药特点。

钱乙学识渊博，治病不泥成法，善于化裁古方。他从理论上继承了《内经》《伤寒杂病论》《诸病源候论》等古典医著的学术成就，在方药的应用上最能深究古意，善于结合小儿的具体状况，将宋代以前的很多名方、古方予以灵活化裁，为儿科所用，使其更适合小儿的生理病理特点。

例如，当时闻名于世的金匮肾气丸(熟地、山萸肉、山药、泽泻、牡丹皮、茯苓、附子、肉桂)乃医圣张仲景所立之方，被世人奉为"经方"，是为成人温补肾气而设。钱乙师古不泥古，认为小儿体质不同于成人，一般阳气旺盛，阴液相对不足，应该用柔润的药物滋养阴液。于是他大胆化裁经方，将金匮肾气丸去掉燥热益火的附子、肉桂两味药，化裁成著名的幼科补剂——地黄丸，主治小儿先天不足、肾阴虚损之证。这一被后世称为"六味地黄丸"的方剂，充分考虑小儿的生理病理特点，药性平和，副作用少，不仅是儿科常用方剂，在内科杂病的治疗中也广为应用，并最终成为滋补肾阴的千古名方。钱乙巧妙增损古方的思路和方法，使后学者深受启发，后世在地黄丸的基础上不断衍化发展、创立新方，如补肾纳气的都气丸、治老年阴虚的八仙长寿丸，以及应用广泛的杞菊地黄丸、知柏地黄丸、加味地黄丸、明目地黄丸、七味都气丸等，都是以六味地黄丸为基本方加减而成，开地黄丸系列方化裁之法门。

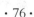

另外，六味地黄丸对后世"养阴派"的形成起到启发后学的作用。例如，金元四大家之一的朱丹溪所创的大补阴丸等都是由此方变化而来。因此，有人认为钱乙是开辟滋阴派的先驱。

钱乙医术精湛，"继往圣，开来学"，勇于自创新方。以五脏辨证为纲领，遵循"虚则补之，实则泻之"的治疗原则，根据五脏虚实特点及小儿的病理特点，创制了许多新方，其中尤以五脏补泻诸方最为著世。例如，"心热，导赤散主之；心虚热，生犀散主之；肝热，泻青丸主之；脾热，泻黄散主之；肾虚，地黄丸主之；脾虚，益黄散主之；肺盛，泻白散；肺虚，阿胶散"。在补泻诸方中，钱乙注意各脏的特性，五脏之中，心、脾、肺三脏各有虚实，所以分设补虚泻实的不同方剂；而肝无虚证，故有泻方而无补方；肾无实证，故有补方而无泻方。五脏补泻诸方与他所创的五脏辨证纲领在理论上一脉相承。

钱乙所创之方剂对后世影响深远，如治小儿心热的导赤散，治小儿肺盛气急喘嗽的泻白散，治小儿肝肾阴虚、目鸣、囟门不合的地黄丸，治小儿脾胃虚寒、消化不良的异功散，治小儿肺寒咳嗽的百部丸，治小儿寄生虫病的安虫散、使君子丸等,迄今仍是临床常用之方剂。

钱乙在立方时,还特别注意小儿脏腑柔弱、易虚易实、不耐攻补的特点,用药主张平正柔润,反对峻攻与重补。补益正气,力戒蛮补,防止邪气留滞;祛除邪气,力戒峻攻,避免伤损正气。如治小儿心热的导赤散,方用木通、竹叶、生甘草清心火、利小便,配合一味生地,既能清热凉血又能滋阴,全方清心火而兼养阴,防止热邪伤阴,体现了祛邪而不伤正的配伍理念。因钱乙所创五脏补泻诸方补泻恰切,深合五脏特点,配伍见解主次分明,故被后世医家广泛采用,其临床运用远远超出了儿科的范围。金元时期医家张元素将钱乙所立五脏补泻诸方中的许多方剂立为五脏补泻标准方剂,足见钱乙所创之方的价值。

小儿消化能力不足,饮食又不知节制,脾胃功能容易受损,患病之后也常因服用药物而伤及脾胃,即所谓"脾常不足"。所以,钱乙无论是化裁古方,还是自创新方,在配伍中特别注意照顾脾胃。如泻白散用桑白皮、地骨皮清热泻肺,伍以粳米、甘草益胃和中。在丸剂的加工中,常用水煮蒸饼为丸,或用面糊、饭、糯米粉、陈米粥为丸,其目的都是借助谷食以养护胃气,体现了钱乙注重保护小儿脾胃功能的学术思想。过于苦寒的药物和金石镇坠药都容易损伤脾胃,钱乙在应用这类药物时,常在方后注明用陈米饮、米饮汤或乳汁送服,且多在食后服用,以尽可能减少药物的不良反应,保护脾胃功能。

小儿服药困难,年龄不同药量不一,且疾病复杂多变,所以,钱乙在药物剂型和给药途径方面进行大胆的创新和改革。由于汤剂加工服用多有不便,《小儿药证直诀》中汤剂很少,多用丸剂和散剂,其中丸剂有小如麻子、粟米、绿豆者,有大如皂子、芡实者,且常用面粉、米饭、枣肉等食物原料作为赋形剂,既便于小儿服用也方便药量的增减。

除了口服药外,给药途经灵活多样,如有涂囟法、浴体法、汽熏法、外敷法、封脐法等。如浴体法就是用中药煎汤洗浴的方法治疗小儿胎肥、胎热、胎怯等病证;阎孝忠师承钱氏,用仲阳方药,其效如神,所著《阎氏小儿方论》载有胡荽酒,是外治透疹的专用方剂,以酒煎胡荽,用热气喷熏周身,促使麻疹透发。这些操作方便的外用方法,既扩大了用药途径,又容易被患儿接受,对于指导儿科的剂型改革也颇有启发意义。

钱乙发前人之未发,不仅巧妙化裁古方名方,而且勇创儿科新方近百首,并突出五脏虚实补泻方,创制多种儿科适用剂型和给药途径,可谓集北宋以前儿科方剂之大成。

需要说明的是,钱乙虽"专一为业",以擅治小儿疾患见长,但事实上,他博学多识,医术高超,富有防治成人各种疾患的经验,对内科、妇科也都有很高的造诣。《宋史·方技》记载,一位孕妇患病,几位医生都说胎儿要保不住了,慕名请钱乙诊病。钱乙说:"孕妇十月怀胎是依靠五脏的精气依次滋养胎儿,大约每两个月变更一脏。如果依照胎儿的月数和五脏传递滋养的规律,按时补益孕妇的某一脏,怎么会保不住胎儿呢?"钱乙果然治好了孕妇的病,也保住了胎儿。钱乙素来身体虚弱,但性情随意,不讲究礼节,又嗜好饮酒。中年之后,他得了怪病,病情屡次发作,经过自己治疗总是很快就好转了。后来病情加剧,他叹息着说:"这种病就是'周痹'啊。"晚年,他的瘫痪症状有所加剧,他知道自己难以治愈了,便把亲戚们找来告别。他换好衣服静静地等待着死亡的来临,就这样安然去世,享年八十二岁。

钱乙的《小儿药证直诀》是中医儿科发展史上承前启后、最具影响力的文献之一。钱乙注重对小儿体质特点的研究,系统阐发了小儿的生理病理特性;针对小儿特点创立了一系列儿科独有的望诊诊断方法;归纳概括了五脏所主病证特点及五脏诸病证候;以五脏虚实为纲,论述了小儿五脏病证辨证大法;以五脏补泻为施治规范,创立五脏补泻的治法和方剂。钱乙建立的儿科生理、病理、诊断、治疗体系,使中医儿科从内科学中分化出来,成为独立发展的学科,对儿科学的形成和发展做出了巨大贡献,是中医儿科学的开山鼻祖,正如阎孝忠对他的评价:"其治小儿,该括古今,又多自得,著名于时。"

齐鲁医学与文化

第三节　成无己与《伤寒论》注释

《伤寒论》是东汉末年医圣张仲景撰写的一部伟大著作。原书 16 卷,经战乱兵火而散失,后经晋代太医令王叔和整理才得以传世,至北宋英宗治平二年(1065 年),经国家校正医书局孙奇、林亿等重加修订而广泛流传。但由于时代久远,《伤寒论》词简义奥,学习者多不得入其门径,于是伤寒大家成无己顺应时代需要,首注伤寒而流芳千古。

成无己,原籍聊摄(春秋时齐国西疆,大约在当今山东省聊城西北),大约生于公元十一世纪中叶,约为北宋嘉祐八年(1063 年)或治平元年(1064 年)。据《医林列传》称,其"家世儒医,性识明敏,记问该博",严器之在《注解伤寒论序》中也说到"聊摄成公,议论该博,术业精通,而有家学"。可见,成无己家世代业医,加上其自幼聪明,知识渊博,继承祖传医术,而成名医,名噪一方。成无己精通

《灵枢》《素问》《难经》《伤寒论》等中医理论典籍,这些都为他注释《伤寒论》打好了基础。成无己是我国宋金时期著名伤寒大家,首次全文逐条注解《伤寒论》,开《伤寒论》注释之先河。由于《宋史》《金史》均未见载,因此,我们只能从一些零星记载中寻觅这位伤寒大家的点滴事迹。

靖康元年(1126年),金兵攻破北宋京城开封,掳走宋徽宗、宋钦宗二帝,掠夺了北宋大片土地,南宋绍兴十一年、金皇统元年(1141年)农历十一月,南宋皇帝赵构与金国签订和约,议定将淮水以北地区完全划归金国统治。此年,成无己大约有77岁,自此,成无己所在的聊摄及广大淮河以北地区均陷入金兵的铁蹄之下。我们后人称成无己为宋人,即指其前半生,称他为金人,乃指他后半生。

据严器之和王鼎的序可知,成无己在靖康之乱后到天眷年间之前(1127～1140年)"为权贵挈居临潢"(临潢,辽都上京,在波罗城,今内蒙古自治区巴林左旗的林东镇)。此时成无己已七八十岁,金人尤将其带走,说明成无己医术十分高超,王鼎后序称,成公"治病百无一失"。从此,成无己就一直滞留在临潢,行医治病,最后客死临潢。据考证,在这期间,成无己《注解伤寒论》一书辗转流传到自临潢遇恩放还的一个乡人手中,后归于王鼎。

成无己一生著有《注解伤寒论》和《伤寒明理论》二书。《注解伤寒论》是其心血的结晶。据王鼎《注解伤寒论序》知,该书刊行于金大定壬辰年间(1161～1189年),这一期间金统治比较稳定,农业、手工业生产有所发展,金朝廷国库富裕,据张秀民先生考证,此时期刻书事业比较发达,这为《注解伤寒论》的刊行奠定了较好的基础,而稳定的社会生活为该书提供了适于其广泛流传的安定环境。

成无己的《注解伤寒论》约成书于1144年。这一时期,成无己已被金人权贵挈居临潢,由于各种原因成无己未能亲眼见到该书刊行,就驾鹤仙逝,这实是一大憾事。此后,该书辗转流传到王鼎手中。当时,成无己另一著作《伤寒明理论》已刊刻流传,王鼎为《注解伤寒论》沉堕未出而寝食不安,遂于辛卯冬,即大定十二年(1172年),得好友资助才将该书付梓发行。可以说,这本书的首次刊刻历经磨难,殊非易事。《注解伤寒论》刻版发行后不久,原刻本即佚,其中的详细情况已无从考证。现存的主要版本有:元大德八年(1304年)孝永堂刊本,1509年熊氏种德堂刊本,1599年赵开美刊本,日天保六年(1835年)跻寿馆刊本、《四库全书》本,1870年常郡双白燕堂陆氏刊本,1880年扫叶山房刊本、《古今医统正脉全书》本、《四部备要》本、《四部丛刊》本,1924年上海广雅书局石印本、《中国医学大成》本,1955年商务印书馆铅印本,1956年人民卫生出版社铅印本等由此也可看出成无己《注解伤寒论》在其后所受到的推崇。他对于促进伤寒学派的发展起到了巨大的推动作用，对后世伤寒学派诸家有巨大的影响，可以说成无己是伤寒学派形成和发展关键人物之一。

《注解伤寒论》是《伤寒论》最早的全注本，是成无己心血结晶之一。他对《伤寒论》的注释，忠于原文，能解则解之，不能解则存之，不擅改原著，不强加己意。他注解《伤寒论》是依文顺释，即按照《伤寒论》原文的顺序，在每条原文之后加以注释，且注解语言简洁，使读者一目了然。其注释以经解论，探求本源。所谓"经"，即是在成无己之前或与其同期的、具有代表性的中医学著作，如《内经》《难经》《金匮要略》《脉经》《黄帝针经》《神农本草经》《针灸甲乙经》《外台秘要》《诸病源候论》等。如《伤寒论》曰："其脉沉者，荣气微也。"成无己注曰："《内经》云：脉者，血之府也。脉实则血实，脉虚则血虚，此其常也。脉沉者，知荣血内微也。"除了引用医籍之外，他还引用了《易经》《论语》等古代哲学著作用以解经。

《注解伤寒论》是成无己的代表作，他是逐条注解《伤寒论》的第一人，由于他的全面注解，《伤寒论》才得以广泛流传。对于他的历史功绩，清代医家汪琥说："成无己注解《伤寒论》，犹王太仆之注《内经》所难者惟创始耳。后之人于其之可疑者，虽多发明，大半由其注而启悟。"他将成无己的功劳与王太仆注《素问》相提并论。

成无己注释《伤寒论》既引经据典，忠实原著，又不乏创新之处。

一是首提"半表半里证"。仲景《伤寒论》中并无"半表半里证"一词，仅在小柴胡汤证中提及"半在里半在外"。成无己曰："病有在表者，有在里者，有在表里之间者，此邪气在表里之间，谓之半表半里证。"成无己对"半表半里证"的阐释，对中医学理论的发展起了很大的推动作用，后世医家多从其法，将"半表半里"作为一个独立的证候来研究。

二是首提"腑病说"。《伤寒论》中没有经证、腑证的名称，经证、腑证的概念是由注家逐渐发挥而成。首次阐明经病的是朱肱，他在《活人书》中以经络释六经，但没有提到腑证。首次提出腑证的是成无己，如"太阳，膀胱经也。太阳经邪热不解，随经入腑，为热结膀胱"。他虽然只提出太阳、阳明腑病说，但对后世经证、腑证的形成影响很大。如方有执扩大了太阳腑病的范围，将五苓散证归入太阳腑病。尤在泾指出太阳腑病有水结、血结的不同，水结治宜五苓散以导水泄热，血结治宜桃核承气汤、抵当汤以导血除热。

三是发挥风寒营卫学说。"风伤卫、寒伤营"的观点最早见于《辨脉法》"寸口脉浮而紧,浮则为风,紧则为寒。风则伤卫,寒则伤荣",成无己对其进一步诠释为:"卫为阳,荣为阴,风为阳,寒为阴,各从其类而伤也。"故曰"风伤卫、寒伤营"。成无己提出的这一观点是综合考虑病因、患者体质及病证表现后而得出的结论,具有其一定的辨证意义,为后世"风伤卫,寒伤营,风寒两伤营卫"之三纲鼎立学说的形成奠定了基础,并由此引发了后世伤寒学派的争鸣。

成无己对《伤寒论》的发挥更多地体现在《伤寒明理论》中。他通过明确概念、辨别异同、类证比较等方法,把"伤寒五十证"的寒热、虚实、表里进行了明确的归纳、分析。成无己所辨之证,始于"发热",止于"劳复",对于似同而实异、似是而非的症状都进行了详细的类型分辨、症状分析,以达到明其理的效果,可以说是《伤寒论》最早的一部症状鉴别诊断学。

成无己在《伤寒明理论·药方论》中对 20 首方剂从名称取义、配伍意义、主治功效、类方鉴别、随证加减等方面进行了发挥。成无己方解的特点是以《内经》六气胜复和五脏苦欲理论为依据,结合药物的四气五味,阐释方剂的君臣佐使。如释桂枝汤,他根据《内经》"风淫所胜,平以辛,佐以苦,以甘缓之,以酸收之"和"风淫于内,以甘缓之,以辛散之"的理论,释其配伍法则为"盖发散风邪,必以辛为主,故桂枝所以为君也,芍药味苦酸微寒,甘草味甘平,二物用以为臣佐者。""生姜味辛温,大枣味甘温,二物为使者。"成无己的《药方论》不仅对《伤寒论》方药研究产生了深远影响,而且在方剂学发展史上亦占有重要地位。《药方论》中对 20 首方的分析诠释,开创了方剂理论研究的一条重要途径。清代罗美指出:"有方即有柄,自仲景始也;有方更有论,自成无己始也。"从此,理性地分析和认识方剂的理论探索之路越走越宽,大量方论名著不断地涌现出来。如元代赵以德的《金匮方论衍义》,明代吴昆的《医方考》、许宏的《金镜内台方义》,清代罗美的《古今名医方论》、王子接的《绛雪园古方选注》、汪昂的《医方集解》等,都从各个方面对方剂做了证治机理和组方原理的阐发,终使方剂学成为一门具有完整理论体系的学科。

成无己将《内经》《难经》理论与《伤寒论》有机结合,以"经"释论,深得后世医家推崇,自此之后,伤寒学家纷纷而起。如明代著名医家王肯堂著《伤寒准绳》、明末张璐著《伤寒缵论》、清代张志聪编撰《伤寒论集注》等,明清时期注解《伤寒论》者不止百家,逐渐形成了伤寒学三个流派之一的注释派。注释派对伤寒原文的大量研究,不但使张仲景之学逐渐大显于世,亦使辨证论治法则逐步普及到中医学临床的各个方面,使《伤寒论》不但成为专门之学,还成为中医的基础之学,使《伤寒论》不断发挥出更大的生命力。这一切成无己居功至伟。

第四节　丘处机与中医养生

　　丘处机(1148～1227年),字通密,号长春子,世称长春真人,元登州栖霞(今山东栖霞)人,为金元之际著名道士,是道教龙门派的创立者。

　　丘处机自幼失去双亲,尝遍人间辛苦。童年时即向往修炼成"仙",栖身村北之公山,过着"顶戴松花吃松子,松溪和月饮松风"的生活。

　　丘处机于金大定七年(1167年)独自去昆嵛山烟霞洞修行。翌年9月,其闻陕西终南山道士王重阳至宁海州传道,遂下山拜其为师,成为王重阳第一位弟子。他以虔诚、机敏和勤勉好学,深得王重阳器重。金大定九年(1169年),王重阳携弟子四人西游,途中病逝于汴梁城,弥留之际嘱咐说:"处机所学,一任丹阳。"自此,丘处机在马丹阳的教诲下,知识和道业迅速长进。

　　金大定十四年(1174年)8月,丘处机隐居磻溪(今陕西省宝鸡市西南)潜修7年,又迁陇州龙门山潜修6年。其间,他"烟火俱无,箪瓢不置""破衲重披,寒空独坐",生活极为清苦。但他"静思忘念,密考丹经",潜心于养生学和道学的研究,并广交当地文人学士,获得了丰富的历史、文化知识。

　　金大定二十八年(1188年)3月,丘处机应金世宗召,从王重阳故居赴燕京(今北京),奉旨塑王重阳、马丹阳(时已去世)像于官庵,并主持了"万春节"醮事,向皇帝作"持盈守成"的告诫。由此名声大振。

　　金明昌二年(1191年),丘处机回归故里,在登、莱、青各州传道。时宋、金、蒙三方纷争,战乱不止,丘处机乃倡导"摒恶行善""恤苦救民",深受民间拥戴,声望与日俱增。

　　金明昌六年(1195年),丘处机同刘处玄等由山东宁海(今牟平)昆嵛山来崂山太清宫等处传道谈玄,道众大悦,各受戒律,旋离去。金泰和八年(1208年),他又回崂山,作诗20首,镌于太平宫巨石上。翌年,他又自胶西醮罢,受道众邀请来游崂山,上至南天门,作词一首,名曰《青玉案》,镌于上清宫,又作诗10首刻在别石。

　　金兴定三年(1219年)冬,元太祖成吉思汗派近臣刘仲禄持诏书相邀,丘处机说:"我循天理而行,天使行处无敢违。"遂其带弟子18人前往。历时3年,行程万里,74岁高龄的丘处机终于会成吉思汗于雪山,每每进言:"要长生,须清心寡欲;要一统天下,须敬天爱民。"此讲深得成吉思汗赞赏,口封"神仙"。在丘处机的影响下,成吉思汗曾令"止杀"。元太祖十九年(1224年),丘处机回到燕京,奉旨掌管天下道教,住天长观(今白云观)。同年,丘处机曾持旨释放沦为奴隶的汉人和女真人3万余。并通过入全真教即可免除差役的方式,解救了大批汉族学者。自此,全真教盛极一时,寺庙改道观、佛教徒更道教者不计其数。元太祖二十二年(1227年),丘处机病逝于天长观,终年80岁。元世祖时,追封其为"长春演道主教真人"。

丘处机一生,足迹遍及山东、陕西、甘肃、宁夏、内蒙古等地,行程万里,除了传播汉族文化、宗教、医术外,还记录了各民族的风土人情,由其弟子李志常等整理写成《长春真人西游记》。

丘处机是一位才华横溢的修道之士,在崂山驻足期间除传教布道外还留下许多著名诗词。他见崂山如一大鳌雄浮东海之上,而且山中多道教庙场,赞道:"五岳曾经四岳游,群山未必可相侔。只因海角天涯背,不得高名贯九州","陕右名山华岳稀,江南尤物九华奇。鳌山下枕东洋海,秀出山东人不知"。他认为崂山在当时称为"牢山",这个名字不美,遂将山名改为鳌山,诗曰:"牢山本即是鳌山,大海中心不可攀。上帝欲令修道果,故移仙迹近人间。"崂山方圆数百里,几乎到处都有丘处机修道留下的踪迹。

丘处机是道教史上一位非常重要的人物,对道教的发展有着巨大的贡献。其对道教的贡献主要表现在两个方面:一是为提高道教的社会地位和影响付出了极大的努力,将道教(主要是全真教)的发展推向了一个新的高潮;二是留下了很多著述,主要有《大丹直指》《摄生消息论》《磻溪集》《鸣道集》《西游原旨》等,极大地充实了道教的思想库。丘处机秉承全真教的教义,主张三教平等相通互融;主张修道教应出家,断绝一切尘缘;主张清心寡欲即为成仙之本根。他继承王重阳的思想框架,又有独树一帜的阐述,盛倡苦己利他、积德修善,希望通过外在的事功带动内在的修功,最终成就金丹仙道。他的思想后经弟子阐释,形成了以道、天道、天为核心,以常心、常性为归依的心性论体系。丘处机以"道"为中心,提出九种炼丹方法,主张人体中先后天气可以相交作用结成大丹的原理,开启了内修心性、外修功行两条既独立又关联的修道之路。

丘处机在弘扬中国传统文化的同时,还培养了一批学识渊博的接班人,如尹志平、李志常、宋德芳等弟子,均是闻名遐迩的高士。尹志平撰写的《北游录》等书,创造性地继承、发挥了丘处机三教合一的思想,是元代全真教最重要的理论著作之一。李志常儒学功底深厚,元太宗窝阔台曾邀其为皇太子讲授《道德经》《孝经》《易》《书》等。元宪宗蒙哥还向其请教治国保民之术。他根据亲身伴随丘处机西行的经历所撰写的《长春真人西游记》，内容翔实，文笔生动，堪称元代中外文化交流史上的佳作。

丘处机的养生思想是在道教为国、济世为民、救苦救难、行善积德的漫长修行生涯中形成的。他博览群书，熟读医籍，明阴阳五行，知脏腑经络。对《内经》中论述的养生之道颇有研究发挥，主要在人与天地四时相应的思想指导下，从起居、饮食、精神、环境和防病治病等方面进行了详细研究。在丘处机诸多著述中，以《摄生消息论》最能体现其养生学思想。"消息"二字，是一个对立统一的概念。据《易》经上所说："日中则昃，月盈则食。天地盈虚，与时消息。"太阳到了中天就要偏西，月圆之后就要缺食；天地的盈虚，也随着时间而消息。又《说文解字》上说："消，尽也，未尽而将近之意。息，始也。"又道书《中和集》也说："息者消之始，消者息之终；息者气之聚，消者形之散。"总之，生育长养谓之息，归根复命谓之消。息即是生，消即是灭；有生即有灭，有灭即有生，两者互相对立，又互相转化。

丘处机的养生思想重在遵循天道。在四时起居上，春季要"夜卧早起，广步于庭，披发缓行"，夏季要"夜卧早起，无厌于日"，秋季要"早卧早起，与鸡俱兴"，冬季要"早卧晚起，以待阳光，去寒就温，毋泄皮肤"。

在四时饮食调养上，他主张"当春之时，食味宜减酸益甘以养脾气"，因"肝木味酸，木能克土，土属脾主甘"；"当夏饮食之味宜减苦增辛以养肺""夏日属火，火能克金，金属肺，肺主辛""夏季心旺肾衰，虽大热，不宜吃冷淘冰雪，蜜冰凉粉，冷粥……少食瓜茄生菜……肥腻当戒"；"当秋之时，饮食之味宜减辛增酸以养肝气"，因"金能克木，木属肝，肝主酸"；冬季"饮食之味宜减酸增苦以养心气。冬月肾水味咸，恐水克火，心受病耳，故宜养心"。

在四时情志精神调养上，他主张春季调养，"当眺园林亭阁，度敞之处，用撼滞怀，以畅生气，不可兀坐，以生抑郁"；夏季调养，"更宜调惠净心，常如冰雪在心"；秋季调养，"切须安养，蚤其自性将养"；冬季调养，"谨节嗜欲，止声色以待阴阳之定，无竞阴阳，以全其生，合乎太清"。

在四时气候变化的适应上，他提出春季"春阳初升……天气寒暄不一，不可顿去棉衣"；夏季天气炎热，"平居檐下过廊、弄堂、破窗，皆不可纳凉，此等所在虽凉，贼风中人最暴，惟宜虚堂、净室、水亭、木阴洁净空敞之处，自然清凉"，"不得于星月下露卧，兼使睡着，使人扇风取凉，一时虽快，风入腠理，其患最深"；秋季"秋气燥，禁寒饮、穿寒湿内衣"；冬季寒冷，"宜居处密室，温暖衣衾，不可冒触寒风"。

在四时调养练身术上，他主张春季练身，于"夜卧及平旦，叩齿三十六通，呼肝神名,使神清气";夏季练身,于"夏三月,每日梳头一二百下,不得梳著头皮,常在无风处梳之,自然去风明目矣";秋季练身,于"夜卧及平旦时,叩齿三十六通,呼肺神及七魄名,以安五脏""又当清晨,睡觉闭目叩齿二十一下,咽津,以两手搓热熨眼数次,多于秋三月行此,极能明目"。冬季练身,于"冬之三月,乾坤气闭,万物伏藏,君子戒谨,节嗜欲,止声色,以待阴阳之定"。

丘处机主张顺应四时养生,把调摄精神情志作为养生的重要措施,指出人体必须顺应四时生、长、收、藏的规律,以及自然界阴阳的变化,"逆之则灾害生,从之则苛疾不起"。在养生方法上应掌握"法于阴阳,和于术数,饮食有节,起居有常,节制房事,劳逸适度,保精宁神"等重要措施。这种顺应四时的养生方法,以及治未病的预防学思想是对《内经》养生学说的进一步阐发,对中医学、养生学的发展做出了巨大的贡献,至今仍有较高的地位和指导意义。

另外,在《大丹直指》中,丘处机把内丹修炼方法分为小成之法、中成之法与大成之法三个等级,其中小成之法与中成之法都是属于养生功法,可以达到返老还童、驻世延年、长生不死的功效。因此,从这一意义上讲,《大丹直指》亦可以视为一部养生著作。

纵观丘处机的养生思想,一是顺应自然四时变化,这点在《摄生消息论》中清晰地体现出来。二是清心寡欲,这是道家修炼的内容之一。三是炼养合一,将内丹修炼与养生相结合。四是德养结合,这是其向统治者传道时的媒介,在《玄风庆会录》中提到了"外修阴德,内固精神"。

第五节　黄元御与医经注释

清代乾隆年间,山东潍坊一带出了两位赫赫有名的医生,一位是诸城的臧应瞻(枚吉),另一位是昌邑的黄元御,时有"南臧北黄"之誉。其中,"北黄"黄元御不仅医术高超,更以注释中医经典而闻名于世,学术影响遍及医林,至今不衰。

黄元御,名玉路,字元御,一字坤载,号研农,别号玉楸子,山东昌邑都昌镇黄家辛戈人,约生于清康熙四十四年(1705年),卒于乾隆二十三年(1758年)。

黄元御生于书香之家,少负奇才,聪明过人,读书"过目冰消,入耳瓦解"。他博览群书,尤精于《易经》与诸子百家,年纪很小时即考取庠生,"世推为国器"。但仕途坎坷,三十岁时仍鸿图未展。雍正十二年(1734年)正当他"欲奋志青云,以功名高天下"之时,不幸患了眼疾,几经庸医妄投寒凉药物误治,致左目受损而失明。

因五官有疾,仕途无望,黄元御放弃举业,专心于方技活人之术,并立志:"不能为名相济世,亦当为名医济人。"从此,他闭门读书,"上溯岐黄,伏读《灵》《素》""考镜灵兰之秘,讵读仲景《伤寒》"。其以超人之资,渊博之识,勤奋之功,学业日进,终成一时宗匠。

乾隆十五年(1750年),皇帝诏求天下人才,黄元御赴京应选。不久,乾隆帝患病,太医院诸医诊治不效,经邑人介绍为帝诊治即愈。次年,乾隆南巡,黄元御被推荐为扈从医生,"随驾武林(杭州)"。大约于乾隆十九年(1754年)后,黄元御居北京数年,时常侍诊宫中,备受宠爱。乾隆曾召其入宫对弈,赠以玉子和楸木棋盘,并亲题"妙悟岐黄"四字匾额赐之,后即自称"玉楸子"。

齐鲁医学与文化

乾隆甲戌年(1754年)后,黄元御常忆扁鹊为李醯所害,是因为同行相嫉,于是以省亲为名,回归故里,潜游乡间,为人疗疾,终其一生。

明清以来,金元医家刘河间的苦寒泻火和朱丹溪的寒凉滋阴学说盛行于医界,再加上温病学派的崛起,中医学术较为繁荣。但是对于那些不善于学习的庸医来说,往往"规囿习俗,胶固师说",处方用药不讲究辨证,死守成方不能变通,滥用寒凉统治众疾,据《四圣心源·后序》载,以至于"长沙之书乱而伤寒莫治,朱、刘之说行而杂病不起,天下之民不死于病而死于医,以生人之道杀人之具"。

黄元御鉴于上述状况,以及自己目疾被庸医寒凉误治的经历,认为要纠正这种不求辨证、滥用寒凉的弊病,必须正本清源,把四大经典——《内经》《难经》《伤寒论》和《金匮要略》作为学医的必读之书。他说:"医有黄帝、岐伯、越人、仲景四圣之书,争光日月。"他毕生服膺黄帝、岐伯、秦越人和张仲景,尊为"四圣",其著书立言皆以四圣为本,而对四圣之外的医家多持批评态度,他说:"医自岐伯立言,仲景立法,百世师之也。后此惟思邈真人述仲景《金匮》之法,作《千金》之方,不失古圣之源。其余方书数百种,言则荒唐而讹谬,法则怪妄而差池。上自东汉以来,下自昭代以还,著作如林,竟无一一微通者。"尽管其厚古崇圣思想不免偏颇,但其医学成就的取得与其深研经典是分不开的。

黄元御还认为,四部经典年湮代远,多有讹误,尤其是经过后人多次传抄、整理、刊刻,致使"简乱错落舛互,譬之棼丝,不可理也"。因此,他力主经典有错简,要按原意进行考订,还其本来面目。《素灵微蕴·序意》载,他"杜门谢客,罄心渺虑,思黄帝、岐伯、越人、仲景之道",对四圣经典逐句推敲,订正讹误,精心诠释,并结合自己的临床经验,大胆加以发挥,终于写出多种具有独到见解的传世著作。

黄元御从 30 岁自学成医,到 53 岁去世,只用了 20 多年的时间,便成一代名医,而且注释了 11 种中医经典著作,对中医学术的发展产生了重要影响,这在中国医学史上是极为罕见的。他所注释的医学经典如下。

一、《伤寒悬解》十四卷

该书成书于清乾隆十三年(1748 年),乾隆十八年(1753 年)订正,是黄元御对《伤寒论》重新编次、诠释之作。全书分为 12 类 14 卷,并撰"仲景微旨"冠于书前,相当于全书总论,主要阐述寒温异气致病特点、伤寒传经规律等。张琦评论该书:"纲领振举,条理综贯,积疑尽释,豁然遂通。黄氏之学,博究天人,钩致深玄,而于是书,尤为精赡。"

二、《金匮悬解》二十二卷

该书成书于清乾隆十三年(1748 年),乾隆十五年(1750 年)订正。是黄元御对《金匮要略》的考订、注释之作。《金匮要略》原书内容被分为 7 类,每类之前述其概略,每节经文之后,详加注解阐述。申士秀认为此书:"说必解颐,趣皆炙舌,真所谓发智灯于暗室,渡宝筏于迷津者也。"

三、《四圣心源》十卷

该书成书于清乾隆十四年(1749 年),乾隆十七年(1752 年)订正。全书分为 10 卷,是黄元御为光四圣医学伟业、阐四圣典籍精蕴而作,是一部以临床为主的综合性医书,集中体现了黄元御的学术思想与理论建树。赵克宜在本书序中说,《四圣心源》"尤诸书中之至粹至精者""是编宗黄帝、岐伯、越人、仲景四圣之心传,而运以精思,达以卓伦,抉天之秘奥,阐顺逆之精微,作述相承,独标真谛"。

四、《伤寒说意》十卷

该书草成于清乾隆十五年(1750 年),乾隆十九年(1754 年)修正。黄元御著成《伤寒悬解》后,深觉言而未尽,所以又写了这本书,对《伤寒论》中的"六经""营卫""传经"等基本问题进行阐述。该书能够"开示初学之门径",是一本通俗的

《伤寒论》入门佳作。

五、《玉楸药解》八卷

该书成书于清乾隆十五年(1750年)，为专论药物的著作，所论药物291种，分为草部、木部、金石部、禽兽部、鳞介鱼虫部、人部、杂类部。每药先述性味、归经，后述主治、功效、用法，尤其能结合临床阐述每味药的特点。

六、《四圣悬枢》五卷

该书成书于清乾隆十八年(1753年)，为论述温病、疫病、痘病、疹病的专著。黄元御鉴于历代医家论述以上四病杂乱无章，用药猛浪不精，因而著成该书。因其说理均本于"四圣"，故名《四圣悬枢》。《四库全书总目提要》称"其说为宋以来未有"。

七、《长沙药解》四卷

该书成书于清乾隆十八年(1753年)，是解释张仲景用药、用方的专著，共载药161种、方244首。本书以药为经，以方为纬，方药同论。张琦评论本书说："至若排比方药，以求其性，贯串大义，在达其用，探赜索引，钩深致远，世有知者，自能鉴之。"

八、《素灵微蕴》四卷

该书草成于清乾隆五年(1740年)，乾隆十九年(1754年)订正。全书分为4卷26篇，是黄元御研习《内经》微蕴，应用于临床的心得休会，并附有医案医话以为佐证。张琦称该书"若网在纲，有条不紊"。

以上合为"黄氏医书八种"。

九、《素问悬解》十三卷

该书成书于清乾隆二十年(1755年)，是黄元御诠释《素问》的专著。他对天人相应、阴阳五行、五运六气等理论着力阐述，颇具独到见解。冯承熙认为，该书

"条理分明,篇第昭晰,其所移置,则若符节之合也,意义周密,脉络融贯,其所诠释,则若日星之炳也"。

十、《灵枢悬解》九卷

该书成书于清乾隆二十一年(1756年),为逐篇、逐段阐释《灵枢经》的专著,对经络、腧穴、刺法等理论,多有创见,冯承熙认为其"远胜于前人之所为也"。

十一、《难经悬解》二卷

该书成书于清乾隆二十一年(1756年),是诠释《难经》的专著,简明扼要,颇有发挥。冯承熙说:"昌邑黄坤载先生博极群书,兼综众妙,蕴探玉版,钥启灵兰,意蕊争飞,心源默印,遂草兹玄构,以绍彼薪传,顿使榛芜路辟,匣镜尘捐,宿障云开,书疑冰释。"

黄元御的医书陆续著成后,在社会上不胫而走,尤其在岳、湘、巴、蜀一带,颇有影响。就目前所知,前八种医书在乾隆时即有刊印,后来于道光、咸丰、光绪、宣统各朝均多次刊印,版本多达30余种,传播十分广泛。

黄元御有二子,长子洪漠,次子洪训,均传其业。门人与私淑者有金陵毕武龄、阳湖张琦。张琦曾刻黄元御医书数种,并著《素问释义》,取其扶阳抑阴之说,偏重温补。泾县包诚从张琦游,得《伤寒悬解》,撰有《伤寒审证表》。平度于溥泽,学宗黄元御,著有《伤寒指南》《要略厘辞》等。平度孙炎炳,亦宗黄氏之学。

清末医家吴达,著《医学求是》一书。对黄氏学说亦推崇备至,认为黄元御与陈修园、章虚谷三人于医能求其是者,"而玉楸子之书,尤为要言不烦,得其纲领"。

黄元御医名遐迩,乾隆三十七年至四十七年(1772~1782年)纂修《四库全书》,周永年搜集黄氏著述,录其目入《四库全书》。道光年间,阳湖张琦刊黄元御《素灵微蕴》《伤寒悬解》《四圣心源》《长沙药解》。咸丰年间,长沙徐树铭搜集黄元御的著作,于福州燮和精舍刻《四圣悬枢》《伤寒悬解》《玉楸药解》《长沙药解》《四圣心源》《伤寒说意》《金匮悬解》《素灵微蕴》八种。光绪年间,冯承熙于京都得黄氏医书数种,刊刻《素问悬解》《灵枢悬解》《难经悬解》,自此,黄元御的医书全部流传面世。

在学术思想上,黄元御重视扶阳抑阴。明清以来,金元医家刘河间的苦寒泻火和朱丹溪的寒凉滋阴学说盛行于医界。明代张景岳倡"阳非有余,阴常不足"之论,但同时他又提出"今人之病,阴虚者十常八九"。后人因学力不足,滥用寒凉滋腻,抑遏阳气,几成流弊。黄元御深受其害,以致"脾阳大亏,数年之内,屡病中虚",所以对"贵阴贱阳"、滥用寒凉之流弊深恶痛绝。黄元御《四圣心源·劳伤解》指出:"阳盛则壮,阴盛则病,病于阴虚者,千万之一,病于阳虚者,尽人皆是也。"《四圣心源·六气解》曰:"阴消阳长则壮,阴长阳消则病""阴盛则病,阳绝则死"。黄元御认为人身立命,阳气为本。阳气旺盛,则化生阴精,以营养五脏六腑、四肢百骸、五官九窍,阳衰则百病丛生。故此,他在辨证中处处以顾护阳气为先,多从阳衰、水寒、土湿、木郁而立论,治疗从扶阳抑阴着手,主张泄水补火、扶植阳气,用药喜温热而远苦寒,擅用甘草、干姜、桂枝、茯苓、半夏等药。如《四圣心源》所载诸证,对于绝大多数病证,黄元御认为是因阳衰所致:"噎膈者,阳衰土湿,上下之窍俱闭也""目病者,清阳之上衰也""肺痈者,湿热之郁蒸也,阳衰土湿,肺胃不降,气滞痰生,胸膈瘀塞,湿郁为热,淫泆熏蒸,浊瘀臭败,腐而为脓"。黄元御扶阳抑阴的思想,不仅表现其在对疾病病因病机的分析及辨证治疗上,还表现在对某些药物的评价方面。黄元御对具有助阳补脾作用的药物,多大加赞扬;对泻火伐阳滋润之品,则极为贬低。例如,他赞温阳健脾之肉苁蓉有"补精益髓,悦色延年"之功,称健脾利湿之茯苓"功标百病,效著千方",而对具有清心泻火功用的人中白则称之为"以夭人命,甚可恶也"。像这样的论述在《长沙药解》及《玉楸药解》中多有描述,据此也可见其扶阳抑阴思想之一斑。

黄元御重视气化升降,特别强调中气的作用,以中气为"升降之权"。他认为中气为阴阳五行之本,而阴阳五行又是万物生化之源。他强调:"医家之要,首在中气,中气在二土之交。土生于火而火死于水,火盛则土燥,水盛则土湿。泻水补火,扶阳抑阴,使中气轮转,清浊复位,却病延年之法,莫妙于此!"生理上,他认为脾胃中气是脏腑之本。脾胃中气为人体阴阳、脏腑、气血、精神之化源,中气旺则脏腑之气旺,阳化有源,阴生有本,脏腑各安其位而履其职,气血充旺,精神交泰。"中气旺则胃降而善纳,脾升而善磨,水谷腐熟,精气滋生,所以无病。"病理上,他以中气虚衰为百病丛生之根。他认为中气虚衰的病机是胃阳衰而脾阴旺,谓:"胃阳衰而脾阴旺,十人之中,湿居八九而不止也。胃主降浊,脾主升清,湿则中气不运,升降反作,清阳下陷,浊阴上逆,人之衰老病死,莫不由此。"治疗上,他多以阳衰土湿、水寒木郁立论,立方遣药注重健脾和胃、疏肝平胆、理气降逆、扶阳抑阴。例如,他对各种出血性疾病,主张从温中补土着手,慎用寒凉药物,否则"人随药损,百无一生";对遗精之病,反对用寒凉固涩之品,败其脾阳而遏其生气;对臌胀、反胃、中风、伤风等诸多病证,认为都是由于中气衰败,土湿阳微所致,故治疗上均以温阳补土为治疗大法。清末张琦对黄元御的医著给予高度评价,在《四圣心源·后序》指出:"能读黄氏书,则推脉义而得诊法,究药解而正物性,伤寒无夭札之民,杂病无膏肓之叹,上可得黄、岐、秦、张之精,次可通叔和、思邈之说,下可除河间、丹溪之弊,昭先圣之大德,作人生之大卫。"

黄元御源于《内经》的学术思想,力倡运气说,非常重视风、热、暑、湿、燥、寒六气病因的致病作用。人与天地相应,天地有六气五行,人体有五脏六腑。天有六气,人有十二经,天人相应,故六气统十二经,每一气应二经,有司化、从化之不同,均以司化者为主,从化者不司气化为辅,所以为六气统六经。如少阴君火,以手少阳君火司气,而足少阴癸水在从化之例,余皆仿此。同时他还主张以六气统六经来论述人体的生理和病理,在生理情况下,六气之间相互滋生,相互制约,处于相对的平衡状态,以维持人体正常的生命活动,其相互之间的生克关系与五行之间的生克关系相同。

民国初年,赵尔巽修撰《清史稿》为黄元御立传。民国十二年(1923年),昌邑学绅、工商界为黄元御树碑立传于城之西南,后吴去疾于《神州国医学报》撰写了纪念性文章《别传》揄扬其轶事。

第六节　齐鲁针灸

针灸的起源可以追溯到石器时代,在古代,最原始的针刺和切割用具称为砭石。关于砭石,在《素问·异法方宜论》中即云:"东方之域,天地之所生也,鱼盐之地,海滨傍水,其民食鱼而嗜咸,皆安其处,美其食,鱼者使人热中,盐者胜血⋯⋯其病皆为痈疡,其治宜砭石;故砭石者亦从东方来。"《说文解字》有"砭,以石刺病也"的记载,可以说砭刺是针刺疗法的前身。在《素问·宝命全形论》中有"制砭石大小"的记载,隋代全元起有如下注解:"砭石者,是古外治之法,有三名,一针石,二砭石,三镵石,其实一也。古来未能铸铁,故用石为针。"唐代玄应《一切经音义》十八曰:"攻病曰药石,古人以石为针。"古人常常以"针石"并称,如《淮南子·说山训》记载"医之用针石",高诱注曰:"针石所抵,弹人痈痤,出其恶血。"

大量的出土文物表明,早在原始社会末期,即距今四千至五千年之际,在山东许多地方就有砭石。山东是砭石最早应用的地区之一,在山东日照市西城镇龙山文化遗址中,采集到两枚锥形砭石,一端扁平,一端呈锋锥形,可以做针刺用。从砭石到金属九针的过渡中，有一些用动物骨骼、彩陶及野生竹子做成的与石针一样的针具。在山东平阳县朱家桥商周遗址中出土的骨针，长约 8 厘米，锐端为圆锥尖，钝端卵圆，则为医疗的专用工具了。这说明在针具由砭石向金属针发展的过程中，人们曾经试图寻找针刺的最佳材料。

尽管在《素问·异法方宜论》中清楚地言明九针起源于南方，砭石起源于东方："……东方之域，天地之所生也，鱼盐之地，海滨傍水，其民食鱼而嗜咸……其病皆为痈疡，其治宜砭石；故砭石者亦从东方来。南方者……其病挛痹，其治宜微针，故九针者，亦从南方来。"但是从考古的发现来看，九针并非单纯来源于南方。《备急千金要方·序》载："黄帝受命，创制九针。"宋代高宝衡等在序文中同样认为"黄帝欲创制九针……得岐伯而砭灸之法精"，将九针之源归为黄帝所制，自然当属于中原之地，因为黄帝轩辕氏为中原各族的首领。而且，在皇甫谧所著《帝王世纪》中有"伏羲氏尝草制砭以治民疾"之说，历史学家考证伏羲氏又名太昊，为山东人氏，九针为伏羲所制，当然属于东方之地。再者，从九针源于其雏形的砭石来看，当与之属同一起源地，自然也非东方莫属了。可见，齐鲁应该是针刺疗法的主要发源地之一，在当时，人们对针灸的疗效已经深信不疑。

1954 年在济南大观园商场地下挖掘出汉墓石雕，1978 年在嘉祥县宋山发现汉画石像，都刻有用针刺治病的图案。1956 年在滨县西北卧虎台挖出骨针一枚，1979 年在原处又挖出骨针 3 枚，经鉴定为新石器时期针灸用骨针，距离现在有 3 500～4 000 年的历史。1979 年，在山东滕县（现山东省滕州市）北辛文化遗址出土的骨锥，经鉴定有 7 300 年的历史。说明山东在历史上是较早应用针灸的地区之一。

这一状况与山东的文化背景有着直接的关系。齐鲁文化历来著称于世，影响最大的当属春秋战国时期。当时建国于山东地域上的齐、鲁两国，对促进华夏文化的发展起到重大的作用。在春秋战国时期，齐、鲁两国皆是文化发达之地，齐鲁是这一时期的哲学思想，包括阴阳家、儒家、道家等思想在内的主要繁荣之地。而这几种哲学思想与中医的发展密切相关，包括《内经》在内的许多中医典籍中都带有当时哲学思想的痕迹。所以就中医的起源而言，齐鲁当属主要发祥地。而且，山东名医辈出，清代建先医庙分列历代十大名医时，山东有五位，即伊尹、扁鹊、淳于意、王叔和、钱乙。

根据《史记》记载，春秋时期的名医扁鹊曾是针灸名家。扁鹊所著《难经》中对奇经八脉、五输穴、刺法的论述颇有独到之处。他在《难经》中最早提出"奇经

齐鲁医学与文化

八脉"的概念,《难经·二十七难》记载:"有阳维,有阴维,有阳蹻,有阴蹻①,有冲,有督,有任,有带之脉,凡此八脉者,皆不拘于经,故曰奇经八脉。"从《难经》开始,对奇经的认识逐步系统化,改变了以往零散立论的状况。《难经》将督脉、任脉、冲脉、带脉、阴蹻脉、阳蹻脉、阴维脉、阳维脉等归结在一起,分别在"二十七难""二十八难""二十九难"中论述了奇经的含义和内容、循行和起止点、病证等。《难经》使得针灸理论进一步系统、完整化。

可以说,在中医的发展史上,无论过去还是现在,"扁鹊"已经不再是个人的称谓,而是中医的代名词。1956年在微山县出土的东汉画像石记载了当时社会的农耕、冶炼、针灸等与生活及科技的情况。其中就有《扁鹊针灸图》,描绘的是一位人首鸟身的医生,面对前来求诊的患者,一手切脉,另一手持针扬举作针灸状,仿佛在行针之际还在安慰患者。经考古学家考证,图中的医生就是被神话了的扁鹊形象,而这本身也符合古代东方夷族人以鸟为氏族图腾的崇拜。另外,1972年在临沂银雀山西汉墓中挖掘出的帛画上有一名老妇问医的图画。图画的右边是一人身鸟首的扁鹊,左边是恭求医方的老妇人。

将铁针运用到医疗上的第一人可能也是扁鹊。《史记·扁鹊仓公列传》:"扁鹊乃使弟子子阳厉针砥石。"针和石对言,表明针是铁针。扁鹊始用灸法见于《韩诗外传》十说,扁鹊在诊虢太子疾中,他的弟子"子明灸阳",当是以艾为灸。因凡言"艾"或"灸"均在扁鹊之后,并且自扁鹊以艾为灸后,到汉代艾灸和针刺已成为医家必用的手段。

据传《难经》为扁鹊所撰,全书八十一难中有三十二难涉及或专论针灸内容,对经络学说、腧穴作用、针刺操作进行了较多的发挥,进一步充实了针灸学理论。

1. 完善了十二经的原穴理论　　《灵枢·九针十二原》和《灵枢·本输》都只记述了十一条经脉原穴的名称和位置,尚缺手少阴心经原穴的名称及位置。《难经》首次提出手少阴心经的原穴,《难经·六十六难》曰:"少阴之原,出于兑骨。"兑骨即掌后锐骨,神门穴在此。虽然不完善,但为后世奠定了基础。至西晋皇甫谧著《针灸甲乙经》才明确列出手少阴心经五输穴,使十二经脉五输穴臻于完备,十二原也基本定型。

2. 完善五输穴理论　　井、荥、输、经、合是十二经脉在肘、膝关节以下的五个重要腧穴,合称五输穴。五输穴是一组具有作用大、疗效高、主治规律性强及运用范围广等特点的腧穴,为历代医家所重视。《灵枢·本输》曰:"肺出于少商,少商者,手大指端内侧也,为井木。"本篇中首次提出各经的井、荥、输、经、合各特定穴位的名称和具体位置,但对其主治作用却没有提到。《难经》不但明确提出五输穴的主治作用,还将五输穴配以阴阳五行属性。《难经·六十八难》曰:"井主心下满,荥主身热,俞主体重节痛,经主喘咳寒热,合主逆气而泄,此五脏六腑井荥俞经合所主病也。"《难经·六十四难》曰:"阴井木,阳井金;阴荥火,阳荥水;阴俞土,阳俞木;阴经金,阳经火;阴合水,阳合土。"并且用刚柔相济的理论来解释五行配属关系,将阳井庚金与阴井乙木配合起来,成为子午流注针法按时取穴等相关开穴规律的理论基础。

3. 首次提出八会穴 八会穴是指脏、腑、筋、骨、血、脉、气、髓等精气所会聚的腧穴。《难经·四十五难》指出:"腑会太仓,脏会季胁,筋会阳陵泉,髓会绝骨,血会膈俞,骨会大杼,脉会太渊,气会三焦外,一筋直两乳内也。"这一论述简洁明了,概括了八会穴的主治内涵,丰富了腧穴学的理论,对针灸学的发展起到重要作用。

在针刺理论方面,《难经》阐发母子补泻法理论的具体应用,依据五行说,运用五行生克关系来阐述针刺补泻方法。《难经·六十九难》曰:"虚则补其母,实则泻其子。"即利用本经五输穴之间存在的相生关系,依据它们的五行属性,选取适当穴位进行针刺,调整经气,来纠正本经虚实状态。一是以本经的井、荥、输、经、合进行补泻,如《难经·七十九难》曰:"假令心病,泻手心主俞……补手心主井。"二是根据十二经之间的母子关系进行补泻。此外,《难经》依据"实者泻其子"的原则,提出"泻井刺荥法"。《难经·七十三难》曰:"诸井者,肌肉浅薄,气少,不足使之,刺之奈何?然:诸井者,木也。荥者,火也,火者,木之子。当刺井者,从荥泻之。"实热证可取井穴泻之,但因为井穴在指(趾)端,此处皮肉浅薄。不便于施行针刺补泻手法,因而可改用井穴之子荥穴来代替。明代汪机发展了这一理论,他在《针灸问对》中说:"此者为泻井者言也,若当补井,则必补其合。"故又有"泻井须泻荥,补井当补合"之说。

王叔和的《脉经》不仅对脉学研究有重大贡献,而且大篇幅地记载了针灸内容,尤以第二卷、第七卷、第十卷最为集中。书中对经络腧穴、诊断分型及刺灸方法等方面有较多创见,丰富了针灸学理论。

1. 对经穴理论的发挥 《脉经》对经络腧穴理论,除转引了《内经》《难经》等的主要内容外,还提出了许多新的见解。首先,从会合部位及临床表现方面阐述了经脉脏腑表里间的密切关系。例如,心与小肠会于上焦神庭,肝与胆会于中焦的胞门,脾与胃会于中焦章门,肺与大肠会于上焦云门,肾与膀胱会于下焦关元的左右等。这就将表里两经的会合部位分上、中、下三焦作了系统的论述。其次，《脉经·卷二·平人迎神门气口前后脉第二》对表里经共同出现的证候进行了全面的归类，如"足少阴与太阳俱虚"的"肾与膀胱俱虚"，则出现"病苦心痛，苦下重不自收反出，时时苦洞泄，寒中池，肾心俱痛"等证。从三焦学说对临床证候进行归纳分析，实是王叔和首创。

2. 注重刺灸理论　王叔和的刺灸理论主要表现在针刺深度与灸的壮数上，提出了和过去文献不同的主张。《灵枢·经水》针刺深度较浅："足阳明刺深六分，足太阳深五分，足少阳深四分，足太阴深三分，足少阴深二分，足厥阴深一分。"《脉经》则大大地超过了这个限度，指出：足三阳经的刺入深度达到了六至九分，足三阴经的深度也有三至六分。针刺深度的增加，标志着人们对人体认识的深化和针具工艺的提高。灸的壮数，《内经》最多数十壮，《脉经》大大超过这个限度，首次提出灸百壮，卷六提到 5 个腧穴可灸百壮，"灸期门百壮""灸膻中百壮"等。这是个很大的突破，开创了多壮灸法之先河，后世多壮灸法的盛行，与王叔和学术思想的影响是分不开的。

3. 充实和完善了对奇经八脉证候的描述　王叔和结合脉象，对奇经八脉的发病证候做了进一步补充。如对于阴维的病候，《难经》只说了"苦心痛"三字，而《脉经》却具体得多："诊得阴维脉沉大而实者，苦胸中痛，胁下支满，心痛；诊得阴维如贯珠者，男子两胁实，腰中痛，女子阴中痛，如有疮状。"

4. 强调经络和脉诊的针灸辨证论治　王叔和把脉诊与经络辨证紧密结合起来，循经取穴和选方配药的综合治疗方法，是其针灸学术思想最突出的表现。《脉经·卷二·平三关阴阳二十四气脉》把脏腑寸关尺脉象及主证做了详尽的分类后，提出了应刺何经进行治疗，《脉经·卷二·平三关病候并治宜》又对寸、关、尺 18 种不同脉象及主证做了分类，并提出了临床应用穴位。

在淳于意的 25 例诊籍中，有 5 例完整地记载了以针灸为主的治疗，录有足少阳脉、足少阴脉、足厥阴脉、手阳明脉、足阳明脉等五条经脉，并取用了窍阴、窗笼、涌泉、廉泉、大敦、商阳、三间、二间、合谷、阳溪、偏厉、温溜、厉兑和内庭等十四个穴位。诊籍中还有循经取穴的治疗思想，如治齐中大夫龋齿一例："齐中大夫病龋齿，臣意灸其左大阳明脉。"《素问·缪刺论》曰："龋齿，刺手阳明；不已，刺其脉入齿中，立已。"病龋齿，取其过齿之阳明脉。这是一个"经脉所过，主治所及"、循经取穴的典型病例。说明当时经络学说已在临床中起到了指导性的作用。另外，据载淳于意著有《仓公灸法》一书，孙思邈有云："仓公法，狂痫不识人，癫病眩乱，灸百会九壮。"

徐叔响,南朝宋人,家在东莞(山东沂水),官至大将军参军,后继承家族的行医传统,在针灸、杂病、儿科、妇科方面有很深的造诣。据《隋书》记载,其主要的著作包括《针灸要钞》一卷、《玉贵针经》一卷、《赤乌神针经》一卷、《岐伯经》十卷,可惜其中的大部分书卷早已遗失。

马丹阳,号丹阳子,金代宁海(山东牟平)人,道士,精通医术,尤擅针灸,多有发明。在明代徐凤编著的《针灸大全》中记载有《马丹阳天星十二穴并治杂病歌》:"三里内庭穴,曲池合谷接,委中配承山,太冲昆仑穴,环跳与阳陵,通里并列缺。合担用法担,合截用法截,三百六十穴,不出十二诀。"在马丹阳的针灸学术思想中,其提出的"担""截"法为后代的针灸医家所借鉴并有所发挥。例如,汪机在《针灸问对》中认为:"截者,截穴,用一穴也;担者两穴,或手与足二穴,或两手两足各一穴也。一说右手提引谓之担,左手推谓之按谓之截;担则气来,截则气去。"杨继洲在《针灸大成·经络迎随设为问答》中则把"担""截"法解释为提法和按法,即"再推进一豆,谓之按,为截,为随也。退针一豆,谓之提,为担,为迎也。"马丹阳借天有七星,喻以说明这十二个穴位的重要性,强调在临床上应用上下肢的十二个穴位治疗疾病,至今仍为针灸医家所推崇。《马丹阳天星十二穴并治杂病歌》对针灸学的卓越贡献,不仅在于他重点指出了这十二个穴位的许多主治病证,更为重要的是,他提示后学对全身主要穴位配合使用的准则。

岳含珍,字玉池,号思莲子,清代博山人,精通岐黄之术,尤以针灸推拿而闻名,一生著作颇多,有《针阐奇古方》《针灸类证》《针灸阐歧》《针经考穴精义》,可惜多已散失。其医术精湛,施术端严,认为施术者在针灸的过程中不能随意谈笑,必须以《内经》之"凡刺之真,必先治神"为准则,强调医者必须精神集中,全神贯注,由此可见其严谨的态度。在清代,淄博刑万林的《针灸辑要》、武城王瀛洲的《五世针灸摘要》在当时都有一定的影响。

公元1822年,清朝道光皇帝认为针刺火灸,赤胸露臂,有失大雅,非奉君之所宜,遂命永远废除太医院针灸科。在民国时期,包括针灸在内的整个中医都受到排挤,可谓是惨淡经营。但是在民间,由于针灸疗法具有简便、价廉、见效快等优点,还是大有市场,也正因如此,针灸才得以在艰难的环境中缓慢发展。

第七节 齐鲁推拿

推拿古称"按摩""按跷""乔摩""案扤"等,是在人体一定部位运用各种手法或进行特定活动来防治疾病的医疗方法。推拿在我国历史悠久,源远流长,是中医学的一个重要组成部分,它是我国历代劳动人民和医家长期与疾病做斗争的经验积累,具有简、便、廉、验的特点,为人类防病治病,保障身体健康做出了很大贡献,因此,深受广大群众的欢迎。推拿起源于原始社会,早在两千多年前的春秋战国时期,推拿已被广泛应用。我国最早的医书《内经》及成书于秦汉时期的《黄帝岐伯按摩十卷》(已佚)中就有很多关于推拿的记载。魏、晋、隋、唐时期,推拿的发展较为迅速,不仅设有按摩科,而且手法的种类也较丰富。宋、金、元时期,推拿的应用更加广泛。《圣济总录·卷四·治法》还对推拿疗法做了分析,曰:"可按可摩,时兼而用,通谓之按摩;按之弗摩,摩之弗按,按之以手,摩或兼以药,曰按曰摩,适所用也。"《儒门事亲》则提出推拿具有解表发汗的作用,从而使人们对推拿的治疗作用有了新的认识。明代,民间推拿按摩医生比较活跃,且有不少推拿专著问世,如《小儿按摩经》《小儿推拿秘诀》等。清代,朝廷虽不重视推拿,太医院也没有推拿科,但因其受广大人民的欢迎,因此有一定的发展,如《小儿推拿广意》《幼科推拿秘诀》《保赤推拿法》及《厘正按摩要术》等,就是当时问世的。《医宗金鉴》把摸、接、端、提、推、摩、推、拿列为伤科八法,对推拿手法治疗伤科病进行了总结。中华人民共和国成立前,祖国医学受到严重摧残,按摩推拿备受歧视,几乎濒于湮没,真正从事按摩推拿的人已寥寥无几。中华人民共和国成立后,在党中央政策的指引下,按摩推拿不仅获得了新生,而且引起国际医学界的重视和公认,打入了世界医学的领域。目前,按摩推拿疗法正在为人类的医疗卫生事业做出新的贡献。

一、成人推拿

　　山东地处齐鲁之域,历史悠久,文化灿烂,贤哲聚集,名医辈出,推拿一学更是代不乏人,其内容丰富,流派纷呈。已故推拿名医、齐鲁推拿流派的代表人物、齐鲁推拿大师孙承南老先生在继承山东省已故名老中医徐谦光、魏指薪、李光儒、孙茂才、李德修、孙重三、张汉臣、谷岱峰、张洪九、刘绍南等各派推拿手法的基础上形成了独特的推拿手法。

　　1. 摩掌法　　适应于头皮部,为推拿急救手法。主要用于治疗头晕目眩、虚脱休克、不省人事、昏厥、精神萎靡、力不足、血虚头痛、失眠、中暑、健忘,能开提还阳、开窍明目。

　　2. 掐人中、捏兑端法　　适应于人中(又称水沟,上唇尖至鼻下 2/3)与兑端(上唇尖中突肉)两个穴位。主要用于治疗惊厥、晕厥、休克、虚脱、中暑、头晕、精神不振、唇动、口噤、不省人事、癫痫风、面肿。有急救复苏、醒脑开窍、兴奋等作用。

3. 捏眉法　适应于双眉棱部。主要用于治疗头晕目花、精神萎靡、目眶痛、急性视物不清。有开窍明目的作用。

4. 合擦法　适应于头、颈、肩、膝凸形部位。主要用于治疗头晕,头痛,落枕,颈椎病,肩、膝关节炎,关节冷痛,活动不利,急性视物不清,慢性视力减退,颈部僵直,感冒头痛,低血压等。有温经活络、祛风散寒、培补元阳、开窍明目的作用。

齐鲁医学与文化

5. 捏拿手三阴上臂内侧肌法　适应于手三阴上臂内侧肌肉部。主要用于治疗心绞痛、心悸神慌、痰喘咳嗽、胸闷不舒、呼吸憋气、哮喘、气管炎等。能宣通理肺、化瘀活血、镇痉止痛,并能调治手三阴经之常见病变。

6. 掐拿法　主要适应于四肢各关节,如骨隙、窍、凹、空、馅、洞、孔、穴、窝内。主要用于治疗全身关节疼痛、活动不利、关节炎、关节伸屈不灵、关节僵直、历节风等症。能起祛风散寒、疏通经络、滑利关节的作用。

7. 捏拿法　主要适应于上、下肢肌肉或全身各部肌肉。主要用于治疗全身肌肉疼痛、活动不自如、四肢拘挛、麻木不仁、半身麻痹、筋血不和、肌腱损伤、经络不通。能调治手、足三阴三阳经一般的常见病。

8. 搓掌法　主要适应于手、足掌面。主要用于治疗指掌麻木不仁、握力不足、掌指张缩不灵、手足冰凉、弹响指等。有舒筋活血、通经活络、镇痉止痛的作用。

9. 膊运法　主要适应于胸、腹、背、腰、四肢。主要用于治疗头颈、胸腹、背腰、四肢部一般疼痛,或头晕目眩、颈项强直、胸膈满闷、恶心呕吐、膨闷饱胀、背僵腰酸、四肢乏力。能调和气血、祛风散寒、温经通络、通经止痛。

10. 按推法　分为锁骨窝按推、腋窝按推、腘窝按推三种。主要用于治疗心区疼痛、呼吸憋气、呃逆上冲、胸胁满闷、恶心欲呕、咳嗽痰喘、胃腹胀痛、闪腰岔气、荨麻疹、腰背疼痛等症。有宣通理肺、调气活血、降逆止呕、消满去胀、通经活络、镇痉止痛的作用。

11. 拿提法　属搓拿类手法(推拿的镇痉止痛法),适应于腹肌背肌部。主要用于治疗急性腹痛(上、中、下腹部)、急性胃病、肋痛、呃逆、急性背痛。有镇痉止痛、调和气血、温通经络、祛风散寒的作用。

12. 挠力法(又称鹰爪力法)　属摩擦类手法,主要适应于背腰部。主要用于治疗背腰酸痛、寒战畏冷、湿痹入经、血脉不畅、怠惰乏力、精神萎靡、食欲欠佳、二便不利。有开通瘀闭、疏理气血、温中散寒、健脾燥湿、解肌透表、扶正祛邪、大补真阳的作用，并能散结。

13. 掐揉法　　属旋动类手法，由掐、揉两法演变而成，适应于全身各部穴位。其中，掐揉手三阴经主要穴位可治心、肺一般常见疾病；掐揉手三阳经主要穴位可治三焦与大小肠的一般病变；掐揉足三阴经主要穴位可治脾、肝、肾一般常见疾病；掐揉足三阳经主要穴位可治胃胆一般症候及风寒湿等证。有疏通经络，平衡阴阳的作用。

14. 扳拿委下法　　属软骨韧带类手法，由扳、拿两法合一而成，又是敏感穴位类手法，适应于委中下一寸许即委下穴(此穴为孙承南老先生数十年临床实践所得经验穴)。主要用于治疗急性胸、胃、背、腹(上、中、下腹部)痛，急性吐泻证。有引气血下行，并有缓痉镇痛的作用。

15. 揉拿肘筋(即肘尺侧神经)法　　属软骨韧带类手法，适应于肘尖内侧麻筋。主要用于治疗怔忡惊悸、心绞痛、头痛头晕、舌牙疼痛、咽喉痛、眼赤肿、目眵多、肘关节屈伸不灵等症及小指内侧部与小指部的一般病变。有舒筋理筋、活血化瘀、疏通手少阴经、清心经之火、镇惊镇静，并缓痉止痛的作用。

16. 点穴法　　属凹窝深层类或肌腱深层类手法，又是骨隙深部类手法，适应于全身各经穴位或经外奇穴。主要用于治疗半身麻痹、痿症、截瘫、四肢麻木不仁、半身不遂、背部僵直、精神痴呆、五软症、婴儿瘫、风寒湿痹、关节不利、筋脉不和、肌肉萎缩、抽搐等症，皆有一定疗效。有舒筋健、活气血、通经络、散寒邪、祛风湿、止疼痛、生肌肉、利关节、开闭窍、镇痉挛、调阴阳、理脏腑等作用。

17. 指旋法　　属骨隙深部类手法，是镇痛法，又是凹窝深层类手法，适应于骨关节隙深层疼痛部位。主要用于治疗骨隙深部剧痛难忍、痉挛疼痛。有缓痉镇痛的作用，急用效速。

18. 抖拉法　　属振动类手法，适应于腰与下肢部。主要用于治疗急、慢性软组织损伤，腰椎间盘突出症，下肢伤筋，伸屈不利，坐臀风等症。有行气血、散郁结、伸理筋肌的作用。

19. 扣拍法　　属叩击类手法，为扣、拍两法合一而成，适应于肩、背、腰、臀、四肢部。主要用于治疗肩背酸痛、四肢麻木、局部知觉迟钝、腰骶疼痛、肌肉痉挛、全身无力。有调和气血、缓痉止痛、消除疲劳的作用。

20. 捶揉法　　属震颤类手法，适应于背部和四肢。主要用于治疗恶心呕吐、胸膈满闷、咳嗽痰喘、呃逆打嗝。有调气活血、开胸利膈、降逆止呕、消食化痰的作用。

21. 掸拂法　　属分布类手法,由掸、拂两法演变所成,主用于背、腰部。此法对背腰僵直、怠惰乏力、肩胛疼痛及风寒湿痹所引起的一般背腰痛症均有显著疗效。有舒筋活血、通经止痛、祛风散寒、温经通络的作用。

22. 千斤闸法　　属肌腱深层类手法,为快速大力法,适用于两肩双膝部。主用于治疗急、慢性两膝关节僵直,蹲起不自如,或两膝屈曲不利症。有伸筋、舒筋、理筋的作用。

23. 肘运法　　属旋转类手法,又是肌腱深层类手法,适应于下肢肌肉丰富的部位(如环跳、承扶等穴位)。此法对肝阳上亢,肝郁,肝火太旺,肝气不疏,肝胃疼痛,胆囊炎,半身不遂,坐臀风,下萎,充血头痛,实火头昏,上焦火盛,足厥阴、足少阴二经一般病变均有一定疗效。有引气血下行、清上焦实火、平肝息风、泻肝清热、和胃降逆止呕,并引火归元的作用。

24. 捏地机穴法(又称捏腓法)　　属肌腱深层类手法,适应于膝内侧下五寸、小腿腓肠肌内侧部的地机穴处。主要用于治疗急性胃、腹(上、中、下部)疼痛,小腿转筋(即腓肠肌痉挛症)。有引血下行、镇痉止痛的作用。

25. 捏跟腱法　　属肌腱深层类手法,为推拿急救,主要作用于双侧跟腱部。主要用于治疗急性呕吐腹泻(包括食物中毒或肠胃炎)、小腿转筋(腓肠肌痉挛)、急性背腰强痛。有复苏还阳的作用。

26. 推涌泉法　　属敏感穴位类手法,适应于足掌心中。操作时要用水作介质,推完后必擦干净,否则见风易泄精。主要用于治疗小便不利、尿黄赤色、阴茎疼痛、肾炎、肾盂肾炎、肾脏性高血压、足心热等症。有清肾火、利小便、祛膀胱湿热、降肾性血压作用。

除特色推拿手法外,齐鲁各流派推拿家还有一些特殊的被动运动法,包括以下几种。

1. 颈项被动运动法　　包括扳颈法、旋颈法和拔颈法。主用于治疗颈部伤筋,颈节嵌错,痛拘引肩,落枕斜颈,颈椎间盘突出症,跌、打、闪、挫、扭、撞所引起的颈椎病变。有正骨复位、伸筋利节、开通瘀闭、缓痉止痛的作用。

2. 上肢被动运动法　　①整肩法:分托肘旋肩、握臂牵肩、扳臂展肩、旋臂摇抖四法。②复肘法:分牵拔伸肘、旋转摇肘、捏拿屈肘三法。③理腕法:主用于治疗上肢筋伤,麻木不仁,活动不利,肩关节脱臼,漏肩风,肩胛疼痛,肩部损伤,肩关节炎及肩周炎,肘关节脱位,肘部疼痛,屈伸不灵,网球肘,肘关节炎症,腕部疼痛,指、掌伸屈不便,弹响指,由跌、打、闪、挫、扭、拉所引起的一般骨伤病变。有分筋理节、整骨复位、调和气血、化瘀通闭、滑利关节、镇痉止痛的作用。

3. 背腰脊柱被动运动法　　包括抖拉松腰法、屈压伸腰法、对背整腰法、圆旋复腰法和正、斜扳腰法。本法主要用于腰大肌、骶棘肌、棘上、棘间、前纵韧带、后纵韧带、腰骶部损伤；腰椎间盘突出症，腰椎隐裂，腰椎错位等骨外伤病变；风寒湿痹，肾虚性腰腿病变等。有舒筋腱、活血脉、通经络、止疼痛、祛风湿、散寒邪、整骨位、补益肾的作用。

4. 下肢被动运动法　　包括摇膝旋髋法、"千斤闸"屈法、垫腘屈膝法和牵摇足踝法。主用于治疗髋部损伤，跷腿不利，蹲起受限，膝关节僵直，筋急拘挛，痿瘪跛行，下肢瘫痪，小腿转筋，因跌、打、挫、扭、闪、撞、错等所引起的下肢骨伤病变。有整骨复位、滑利关节、伸筋理筋、化瘀活血、疏通经络、解痉止痛的作用。

齐鲁推拿是在继承历代推拿之精华的基础上，经齐鲁各流派推拿大家经验汇集而成。在其形成过程中，因其疗效显著而逐渐形成了独特优势。

二、小儿推拿

小儿推拿是运用小儿特定穴位与手法，防治儿科病证的一种外治方法，历史悠久，内容丰富，疗效显著，是中医学的重要组成部分之一。小儿推拿始于宋代，盛于明代及清代，其在理论、辨证施治、穴位、手法操作等方面，已成独立体系。

齐鲁之邦，历代名医辈出，小儿推拿颇为盛行，历代推拿医家在实践中逐步形成了不同的学派。其中，主要有以青岛市中医院李德修、青岛医学院附属医院张汉臣和山东中医药大学附属医院孙重三，这三位已故老中医为代表的不同推拿取穴三大流派。

1. 李氏流派　　李德修（1893～1972 年），男，山东省胶东人。他是清末胶东著名老中医徐谦光的第四代传人，随师学医八年，后在当地行医，誉满胶东，1955 年以后任青岛市中医院小儿科负责人。李德修继承了徐谦光三字经派的精华，并在此基础上，潜心研究小儿推拿，是小儿推拿三字经派的奠基人。李世流派常用穴仅 30 有余，其手法亦较其他学派简单，归纳起来只有推、拿、揉、捣、分、合、运六种，主张取穴少，强调用"独穴"治病。所谓"独穴"，就是在一定的情况下，只取一个穴位，多推、久推以得效为度，特别是对急性胃肠病证，更主张用独穴治疗。李德修诊病注重望诊，以望小儿印堂部的色泽为主。他认为，印堂有红筋为心肺有热，山根色青为肺经有痰，印堂皮黄为脾胃之病等。治病取穴，李世流派主张以驱邪为先。在临床有取穴少、用独穴、推时长、手法简、疗效高的特点。以上这些特点，多反映在《青岛市中医院李德修小儿推拿技法》和《李德修小儿推拿秘笈》等书中。

2. 张氏流派　张汉臣(1910～1978年)，男，山东蓬莱市人，15岁学习中医，17岁拜民间艾老太太为师，学习推拿后挂牌行医。他于1954年进中医进修学校深造2年，1957年以后在青岛医学院附属医院从事临床医疗及教学工作。张汉臣治病重视望诊，善于观察小儿的形态及面部不同部位色泽的改变。如他对小儿脾胃病的诊断，多从鼻准和鼻翼部的形色变化来判断，他认为鼻准属脾、鼻翼属胃，正常时色宜微黄而有光泽。如见鼻翼色泽俱佳，鼻准部色差，往往小儿乳食不正常，而不食肉，或有便泻之候。又若婴儿鼻准色惨黄，并见多汗，准端有粒形白点，鼻翼根处较坚硬，再见面色黄甚，多示小儿患腹泻已久等。张汉臣治病处处顾及小儿正气，并著有《实用小儿推拿》一书。

3. 孙氏流派　孙重三(1902～1978年)，男，山东省荣成市柳公社不夜村人。孙重三20岁时拜老中医林椒圃为师，至此步入医林。其于1957年1月进山东中医进修学校深造，1958年任该校教员，1959年调山东中医学院儿科教研室及其附院推拿科。孙重三治病，首重"天人合一"的整体观念，诊病强调闻诊和望诊。施术以按、摩、掐、揉、推、运之法最常用，搓、摇多作辅助。孙重三施术时聚精会神，把意念集中于施术部位，并数其术数，手法轻巧、柔和、深透。孙重三常用的穴位有70多个，并继承了林椒圃"十三大手法"——摇斗肘、打马过天河、黄蜂入洞、水底捞月、飞经走气、按弦搓摩、二龙戏珠、苍龙摆尾、猿猴摘果、擦脐及龟尾并擦七节骨、赤凤点头、凤凰展翅、按肩井等。孙重三以林椒圃的推拿手法为基础，又研究了《小儿推拿广意》《幼科推拿秘书》《厘正按摩要术》等推拿专著，集众家之长于一体，结合个人的临床经验，编著有《小儿推拿治疗手法简编》《通俗推拿手册》。

三大流派各有特色，其中最主要的体现在小儿常见病的选穴和随症加减的选穴上。在取穴上，孙重三多用手穴加体穴，而李德修、张汉臣则多用手穴。在选穴配伍上，孙重三、张汉臣选穴配伍较多，而李德修选穴少而精，并善取独穴。

在治疗呼吸道疾病方面，李德修喜用平肝、清肺、清天河水、运八卦、揉一窝风等。张汉臣善用揉小天心、揉一窝风、补肾、清板门、清天河水、逆运八卦、揉二马、揉小横纹等。孙重三常用"四大手法"及二扇门、肩井、肺俞等穴，并配合运内八卦、运膻中、推胸八道、按弦走搓摩等。治疗消化道疾病，李德修常用平肝、清胃、清天河水、清补大肠、运八卦、清板门、揉外劳。张汉臣常用补肾水、揉二马、补脾土、揉小天心、揉一窝风、逆运八卦、推四横纹、清板门、清大肠、清天河水、挤捏神阙。以上不同之处，集中体现了三大流派各自的学术思想。

李德修辨证主张祛邪为先，取穴少而多用清法。他认为小儿虽然"稚阴稚阳"抵抗力不足，但是"纯阳之体"生机旺盛，易趋康复。所以他论治小儿，实证用清，虚中带实亦用清，因小儿患病临床多表现为实证或虚中夹实之证，纯虚者较为少见，故其多用清法。李德修又据五行生克原理指导选穴配伍。小儿具有"脾常不足""肺脏娇嫩""肝常有余"等生理病理特点，李德修根据木能克土、"木火刑金"之理，临床取穴常常首选平肝穴。他用平肝配清肺主治呼吸道疾病，用平肝配清胃主治消化道疾病，亦能收到预期的效果。

张汉臣注重扶正，取穴补中带泻，祛邪亦不忘扶正。他认为，小儿"稚阴稚阳""邪之所凑、其气必虚"，在治病过程中必须时时顾护正气，因而常常首选补肾水一穴。补肾水具有补肾扶正之功效，除了能治疗先天不足所引起的病证外，与其他穴位配伍，补中带泻或泻中寓补，往往疗效持久。如补肾水配清板门，具有滋阴清热的作用，可用于主治小儿感冒发热、手足心热等症；小天心、一窝风两穴相配能透表发汗，虽为治疗外感病之主穴，但张汉臣不忘配上补肾水、清板门或揉二马；补脾土为张汉臣治疗消化道疾病之首选穴，并对此穴进行了实验研究，结果证明推补脾土使胃酸度有明显的增加，对胃蠕动及对蛋白质的消化均有明显的促进。同时，张汉臣还对内八卦这一常用穴进行了生理研究。实验证明，该穴对胃的运动功能具有双相调节作用，在胃运动兴奋时，推内八卦穴多有趋向抑制的现象，相反，在胃进入抑制或平稳状态时，推此穴可以使其转入兴奋。

孙重三立足辨证，宗"寒者热之、热者寒之、虚者补之、实者泻之"之旨，取穴灵活、随症加减多，手穴配伍体穴，相辅相成能增强疗效，如用"四大手法"配伍他穴治疗头面诸疾和外感病证，推天柱骨治呕吐，摩脐及龟尾治疗胃肠病证，推胸八道治疗呼吸系统疾病，推其门以利小便等，都是临床用之有效的方法。选用体穴，直接作用于病变部位上，确能增强疗效。

齐鲁小儿推拿三大流派，临床取穴完全不同，但均能取得很好的疗效，三者虽各自从不同的角度出发，处方取穴，而目的却是一致的——调整阴阳，祛除病邪或扶正祛邪，治愈疾病。

小儿推拿是中医学重要组成部分，千百年来，在小儿疾病的防治中发挥着重要作用。随着科学技术的进步，小儿推拿以其无痛苦、无副作用、疗效显著的特点，将越来越受到人们的重视。

第八节　齐鲁中医外科

中医外科学是我国劳动人民数千年来与疾病做斗争的经验总结，具有完整的理论体系、丰富的临床经验及独特的学科特色，有着悠久的历史和丰富的内容，体现了疗效可靠、方法简便、费用低廉等特点。齐鲁中医外科是中医外科学中的重要组成部分，在中医外科发展史占有辉煌的一页，具有浓重的地域特色。

齐鲁中医外科历史悠久，早在新石器时代至奴隶社会时期，人类即已发明"砭针"等医疗工具，并学会用它们穿刺引流、切开排脓，用以治疗简单的外科疾病，如《山海经》记载："高氏之山……其下多箴石"，郭璞注说："砭针，治痈肿者。"

齐鲁医学与文化

齐鲁中医外科的辉煌时期是秦汉时代，在当时居于领先地位。该时期的医学理论著作《内经》奠定了外科学的理论基础，对痈疽的病因病理有一定认识，如认为其病理为"高粱之变，足生大疔""营气不从，逆于肉理，乃生痈疽"。《灵枢·痈疽》记载外科病17种，提出砭石、毒药、微针、导引和按跷5种医术。《周礼》中有疡医的记载，主治肿疡、溃疡、金创和折疡。如"疡医下士八人，掌肿疡、溃疡之祝药劀杀之齐"，所谓祝药即敷药，劀是刮去脓血，杀是腐蚀剂去恶肉或剪去恶肉，齐是疮面平复。这些理论和治疗学上的成就影响了齐鲁中医外科的进步。在该时期诞生了著名的医学家如扁鹊、淳于意等，诊治外科疾病的水平是走在时代前列的。

扁鹊从事过内科、外科、妇科、五官科、小儿科等多学科的医疗工作，精通汤液、针灸、砭石、熨贴、按摩、手术等各种治疗技术，曾以砭石弹刺，成功治愈秦武王面部痈肿。汉初名医淳于意也提到治疗因服用五色散导致的发疽病证。

中医外科学从晋代出现外科专著《刘涓子鬼遗方》起，至明清时代已经发展至成熟，出现了许多外科著作，形成了许多学术流派。当时外科学术流派有以陈实功著的《外科正宗》为代表的正宗派、以王维德的《外科全生集》为代表的全生派、以高锦庭的《疡科心得集》为代表的心得派。上述学术思想和学术著作对齐鲁中医外科产生了巨大影响。

20世纪初，在中国社会大动荡的时代背景之下，齐鲁中医外科出现了从未有过的繁荣景象，学术水平达到了较高的层次，在济南、潍县等地，形成了以家传数代为特点的外科世家。这些外科世家在医术上各有千秋，或以外治独特著称，或以辨证精确闻名，或以方药灵验享誉，为当代齐鲁中医外科的不断发展奠定了坚实的基础。其中医名较盛、影响较大的有潍县姜绍成、济南李廷来等中医外科医家。

姜绍成(1908~1996年)，字兴初，齐鲁潍县人。其父辈通药性、懂药用，经常自己采集当地出产的中药材，诸如金银花、蒲公英、紫花地丁等，或煎煮后内服，或捣烂后外用，免费为乡邻治疗疮疡肿毒等疾病，称誉乡里。姜绍成少入私塾，继进毓华中学，报实业救国的理想，后因患"疔疮"致手残，遂立志习医，研读诸家名著数载，学有所成，于20世纪30年代末于潍县城成立"滋生堂"，悬壶应诊，名噪乡里，在当地有"外科姜"的美誉。1955年，其响应党和政府的号召，参加筹建潍坊市中医院外科，携侄姜兆俊进院，被医院聘为首批中医师。在应诊之余，潜心治学，与医院同仁协作编写《中医选方选辑》一卷，以传授经验，启迪后学。姜绍成从医60余年，救人无数，熟识中医外科疾病，擅长治疗外科感染性疾病，尤精于疔毒、痈疽、顽癣的治疗。

在学术渊源上，姜绍成兼收并蓄，推崇《外科正宗》《外科证治全生集》和《医宗金鉴·外科心法要诀》的学术思想和临证经验。他在辨证论治思想指导下，主张内服与外敷相结合，重视外治思想，擅长根据疾病的虚实寒热之不同，灵活遣药组方；擅长选用鲜药汁、鸡蛋清、茶叶汁、香油、猪板油等调制中药外用；重视清热解毒养阴中药玄参、金银花等的应用，重视引经药的应用；按照经络循行路线将常见外科病证编成歌诀，绘成图谱，存经络疾病图谱4幅；精于制作丸、丹、膏、散，主持研制的千捶玉红膏、臁疮散、治癣散、痔疮散对治疗无名肿毒、臁疮、顽癣、痈疽、痔疮多有良效。

姜绍成不仅身体力行，而且家训有规，教子有方，子侄辈多习中医，其侄姜兆俊(1935年~)少时随其临证，历练数载，继承家学，继考入山东中医药大学学习，毕业后留校从事中医外科的医疗、教学和科研工作，后又曾随济南外科名医李廷来进修1年半，尽得其传。姜兆俊在继承伯父学术思想和临证经验的基础上，结合自身的医疗实践，逐渐形成了自己学术特色，成为国内中医外科学界的知名学者。姜兆俊从事中医外科临床、教学和科研40余年，在理论和实践上均具有较深的造诣。在学术上能够保持中医理论的系统性和完整性，重视整体观念，重视辨证论治，重视采取整体辨证与局部辨证相结合的思路。在临床实践上强调诊断明确；在治疗上遵循"治外必本诸内"的整体观念，强调辨病论治和辨证论治相结合、内治和外治相结合的中医外科治疗特色。对中医外科"消托补"三法的重要性及其临床的正确运用领会颇深。临症组方遣药，尊古而不泥古，知常达变，一病一方为主，辨证加减应用，组方选药既重视理法方药相符，又能吸收现代药理学的研究成果。尤为可贵的是,他在继承传统中医外科学术思想的基础上对临床上出现的新问题,能够在实践中不断地探索,形成新理论、新方法和新技术,丰富和发展了中医外科学的内涵。姜兆俊教授擅长诊治外科疾病,特别是在治疗乳腺增生病、甲状腺疾病、外科感染、周围血管病、皮肤病、慢性溃疡和癌病术后等方面,具有丰富的临床经验和独特见解。他自创"散结片"治疗多种肿块和结节性疾病,经30年临床观察,疗效满意。近年来,他致力于乳腺疾病和甲状腺疾病的研究,创制"乳块消汤Ⅰ号"治疗乳腺增生性疾病疗效显著,创制"消瘿汤"治疗甲状腺瘤和结节性甲状腺肿效果理想。姜兆俊集40年临证经验著《中医外科经验集》《中医外科疾病中药外用制剂》以启迪后学,彰传经验。姜氏一门学术思想和临证经验是近现代齐鲁中医外科的重要组成部分,至今在山东省中医院、潍坊市中医院及相关的医院得到广泛的应用,对于提高中医药治疗外科疾病的疗效起到积极的推动作用。

李廷来(1919~1993年),齐鲁阳谷人。其舅父王怀拘为当时阳谷疮疡科名家,数代从医,名噪乡里,精于外科疮疡疾病、骨科跌打损伤的诊断与治疗。李廷来因少时丧母、家贫,寄寓舅家,遂从舅父习医。在舅父督导之下,研读诸家名著,结合临证实践,耳濡目染,医术日精,成为该医学世家的第五代传人。后其自立门户,悬壶乡里,多负盛名。1947年,李廷来到济南谋生,报名参加当时的中医师资格考试,发榜列第11名,后受当时济南"永安堂"掌柜周风梧之邀,在"永安堂"挂牌行医。1955年,李廷来参加筹建济南市中医院外科,被聘为首批中医师。在应诊之余,他将自己60余年临证经验,编写成《中医外科备览》和《中医外科秘方备要》以启迪后学。他根据自己多年临证经验,绘制中医外科疮疡疾病图,存图谱数幅。李廷来擅长治疗中医外科疾病,尤精于疮疡、脱疽、脉痹的辨证施治。

在学术渊源上,李廷来推崇《外科正宗》和《医宗金鉴·外科心法要诀》,重视正宗派学术思想和临证经验,重视简捷、实用的外科技术和方药的运用。重视外治思想,强调传统外科手术,讲究手术切开和排脓引流,创立独特的外科缝合技术。传统中医外科在疮疡切开后不重视缝合皮肤,李廷来重视切开后的缝合,采用自体洁净头发作为缝合线缝合切口,而且疮疡痊愈后也无须拆线,自然愈合。他辨证准确,选方精当,推崇经方,用药内外兼治,重视简捷,提倡药少力宏。他对制作丹药、膏药的经验独到,主持研制的青黛膏、黄连膏、紫草油膏、红升丹等外用制剂,对治疗外科感染性疾病多有良效,在临床上得到广泛应用。晚年致力于周围血管疾病研究,拟定的"茵陈赤小豆汤"等一系列方剂,治疗血栓闭塞性脉管炎、动脉硬化性闭塞症、糖尿病坏疽、静脉曲张、血栓性静脉炎、雷诺病等效果显著，疗效独特。李廷来的学术思想和临证经验也是近现代齐鲁中医外科的重要组成部分，至今在济南市中医院及相关的医院得到广泛的应用，对于提高中医药治疗外科疾病的疗效起了积极的推动作用。

齐鲁中医外科因其独特神奇的疗效和更人性化的治疗，正被更多的人认识和接受。努力继承和发展中医外科这一宝贵遗产，使之更好地造福于民，是为医者不可懈怠的责任。

第九节　齐鲁中医正骨

中医骨伤科是中华民族在劳动和与疾病斗争过程中不断总结经验，从而逐渐发展形成的一门学科。中医骨伤科起源于远古时代，形成于秦汉时期，经历了魏晋南北朝、隋唐及宋金元时期的发展，至明清已臻成熟。纵览古代文献，唐代蔺道人撰写的《仙授理伤续断秘方》问世，中国医学史上才出现第一部骨伤科专著。之后历经宋代、元代、明代，多将前代或当代救治骨伤科疾病的一些理论经验和方药加以整理汇编，至清代骨伤科迅速发展，骨伤科专著大批涌现，这些专著不仅促进了骨伤科专业的发展，更为中医骨伤科流派的形成和完善奠定了基础。

早期的骨伤科流派以少林、武当为主，齐鲁中医正骨流派形成较晚，主要以明清以来肥城梁氏正骨和近现代文登孙氏正骨为主。

一、肥城梁氏正骨

肥城梁氏骨伤科历史源远流长，从明万历年间至今十余代，悬壶济世，生息至今。梁氏世代儒医，始祖（九世祖）梁遂，字道亭，号东白，生于明嘉靖庚子十二月二十六日，卒于万历甲午五月二十四日，寿55岁。其幼年苦读诗文，过目成诵，刻苦用功，而立之年进士及第，因官场腐败黑暗，无心仕途，潜心研究医学，而为良医，精内科杂病，擅长治疗骨科。就诊者门庭若市，寒暑络绎不绝，百里内外享有盛誉。

梁可望，字如卿，生于明隆庆戊辰年，卒于崇祯辛巳年，寿74岁。其幼年聪慧，强记好学，嗜书如命，承庭训，继父志，精于骨折脱位的整复，临床详察患部，慎触摸,辨轻重,诊详情,而施以梆托固定。在药物治疗上,他主张整体辨证,注重气血、肝肾。

梁善悟,字玄照,号觉一、廪先,甲午科举人,生于万历甲辰,卒于顺治七年。其袭父业悬壶济世,精于内科,专于骨伤科,嘱后辈:"不懂内科医理,只治骨伤非其医也"。后其子梁璟继业。梁璟传长子大樑,大樑传子申,申传子傑龙,傑龙传子瑞图。

梁瑞图,字增生,号莲峰。地方史志记载:"清乾隆年间,安驾庄人,开设德兴堂药店,精岐黄发明接骨术,创制接骨膏。"

梁毓华整理完善了梁氏骨伤科治疗方法。1925年泰安县志载:梁毓华"精岐黄,并发明正骨,凡跌打车轧,皮不破骨碎者,先接好,以膏药贴患处,再用杉木逼挺,勿使错乱,不数日结成一片,愈后尚能负重,其效实过西人,世传医术,远近赖之。"

齐鲁医学与文化

梁圣泉,字时渠,精岐黄,专骨伤科,慕名求医者众,门庭若市。近者周围各县,远者东北三省,凡求医无力付资者,施术舍药。圣泉传子桂荣,桂荣博采众家之长,在实践中,规范正骨十四法,著有《梁氏骨伤科辑要》《内科辨览》,为子侄授业教本,惜世事多变,在日寇侵占家乡,全家逃难时,居家被焚,化为灰烬。1925年,段祺瑞遣专人请梁桂荣赴京,为其夫人诊病,病愈后以厚礼相赠。同年九月,梁桂荣因病逝世,时年52岁,传子梁荫衡、梁荫铣、梁荫庚。

梁荫衡传子梁鸿恩,中华人民共和国成立后调山东省中医院,精骨病、骨髓炎、骨结核,用药以补为主,对气血两虚、肝肾亏损选用不同的药物施治,效果良好。梁鸿恩传子梁平、传妹梁鸿梅。外甥梁安民在济南市中医院任骨科主任,外甥女梁芳霞,任泰安市中医院医师。

梁荫铣精于内科、妇科及骨伤,1958年调山东省省立医院,传子梁鸿彬。梁鸿彬在家乡安驾庄分院任医师。

梁荫庚精于岐黄,尤精正骨、风寒湿痹,传子梁鸿勋、梁鸿章、梁鸿举。梁鸿勋1958年调肥城县人民医院,任副主任医师至退休。梁鸿章调肥城县仪阳乡医院。梁鸿举随家兄梁鸿勋在肥城县人民医院授业。梁鸿勋传子梁振兴、梁顺兴及婿申庆;梁鸿举传子梁永革、婿尚海峰。

梁氏骨伤科历14代,300余年。在朝代更替、社会变迁的历史时期,经十几代人的艰苦努力、精心钻研、反复实践,总结了大量的骨伤诊断、治疗经验。在整体观的指导下从气血、脾胃、肝肾等方面辨证施治;诊察患者,认真仔细,触摸轻巧,整复稳准;主张固定要牢,不固定关节,鼓励在不破固定的前提下进行肢体练功、用药；倡导筋骨并重，中药烫洗，内外用药，直至骨折愈合。

肥城梁氏骨伤科在继承前人学术观点和理论体系的基础之上，形成了完整、独特的梁氏骨伤科理念及学术思想，即"在整体观指导下，四诊合参，辨证论治，筋骨并重，整复固定，内外用药，注重气血、脾胃、肝肾和药物烫洗、练功。"

1. 筋骨互依，整体辨治　　人是一个独立完整的有机整体，由皮肉、筋骨、脏腑、经络、气血等组成，各组织器官互相制约，相互协调，相互为用。人体某处受到伤害，如坠堕、车祸、工伤，均可引起全身症状。医者在辨证上，既要局部辨证（骨折、畸形、裂伤、血肿程度等），又要整体辨证（失血、创伤性休克等），两者不可偏废。在治疗上，要分清主次缓急。骨折必伤及气血，波及脏腑。伤损致瘀，影响气血运行；失血则气虚血虚，导致脏腑功能低下。陈士铎《辨证录·接骨门》指出，治疗骨折伤损"必以活血化瘀为先，血不活则瘀不能祛，瘀不祛则骨不能接"。骨折早期应施以活血化瘀之剂，这样有利于血肿吸收和骨折愈合。固定肢体，可导致气血运行不畅，治以温阳益气，养血舒筋活络，补益肝肾之剂，或益气养血，或滋养肝肾，均可促进骨折愈合和肢体功能的恢复。

人体筋骨相互依存，相互为用。"诸脉从肉、诸筋从骨"。骨是躯体的支架，筋则起连承作用。所谓："诸筋者皆属于节。"筋骨维持机体的立身和运动。筋依附着骨，骨维系着筋，骨居其里，肉围其外。一旦伤损，轻则伤皮肉及筋，重则伤筋及骨，造成骨折。不论闭合损伤或复合损伤，均可出现肢体功能障碍。临证时，必须筋骨并重，不但要治疗骨折，还要及时治疗软组织损伤。如小腿骨折因挤压伤所致筋膜间隔综合征，患肢高张力血肿，此时必须及时减压，否则导致患肢坏死，甚至危及生命。或用中药清热解毒，活血破瘀，迅速消除血肿。筋肉损伤若得不到及时的治疗，也能影响肢体功能的恢复，如大面积潜行性剥脱性损伤，则应以益气止血、祛瘀生新药物及时治疗。

2. 整复固定，内外用药　　外伤以损筋伤骨为主，内伤系外力作用于机体局部而伤及气血、脏腑、肢体。筋骨损伤必然累及气血。《杂病源流犀烛》云："跌打闪挫，气血俱伤病也""其伤损之患，必由外及内而经络脏腑俱病也"。临床必须细诊详察，根据病情变化，先抢救危及生命的内伤，再处理骨折、筋伤。治疗骨伤时，既治内损又治外伤，先正复固定骨折，然后内服活血破瘀之剂或行气活血之剂，纠正气滞血瘀。

在内部用药的同时亦不可忽视局部外用药物。《普济方·折伤门》说："凡高处坠下，伤损肿痛，轻者在外，涂敷可以，重者在内，当导瘀血，养肌肉，宜察浅深而治之。"指出内外用药的适应证。梁氏尊《内经》整体观，四诊合参，辨证施治。

损伤初期,络脉瘀阻,肿痛并见,治以活血破瘀通络,或清热凉血祛瘀,或益气活血祛瘀,按局部整体的具体情况施治。一周后瘀血已祛,络脉通畅,为筋骨的修复创造了内环境。虽气血脏腑功能有了生机,但损伤之后必虚,此时用药以益气养血、活血通络,或益气养血、养肝补肾、壮骨通络。对于跌损、闪挫、创伤、骨折、脱位均外敷梁氏接骨膏药,后期施五加皮汤烫洗。

为维持骨折、关节脱位整复后的良好位置,以利正常的愈合过程所必需的内部稳定环境,正确固定是治疗骨折的重要手段。但固定不可以长期制动、静息,否则会影响肢体的气血运行,并导致肢体关节僵硬、骨质疏松、愈合迟缓、肢体麻木、功能障碍等。所以在骨折固定5天内,骨折固定肢体两端纵向相对叩击,每天2~4次,使两断端紧密嵌插结合,相互刺激,有利于促进骨折愈合,切忌粗暴动作,以免固定失控,造成两断端重叠、成角或肢体旋转的不良后果。5天后患者在医护人员指导下,进行活动。《吕氏春秋》载:"流水不腐,户枢不蠹,动也;形气自然,形不动,则精不流,精不流则气郁。"形象地论述了动与静的辩证关系。骨折固定后,不动是相对的,动是必然的,只有动静兼顾,肢体气血运行方能正常,气血运行正常方能促进骨折愈合、伤损、关节脱位的康复。固定后在病情允许的情况下,尽可能按照有利于气血运行、关节、肢体机能的需要,进行有序的活动。

3. **手法独到,注重锻炼** 在骨伤科临床诊断与整复中,手法相当重要。骨折、脱位的整复、解除固定后协助活动,均须辅以手法,主要包括诊断手法、骨折复位手法和关节脱位复位手法。

(1)诊断手法:是医者在明了受伤的病因、部位和伤势的情况下进行的一种手法。目的是通过手法触摸、按压摇动、叩击量诊,综合掌握伤情,做出正确的判定和诊断。诊断手法是在熟悉人体骨骼、关节、筋脉特征的基础上,通过大量实践积累而形成的。检查时应由远及近,由轻及重,由浅及深,或施以叩击,或施以触摸,目的是辨清骨折类型、错位重叠和筋肉扭伤、挫伤、撕断裂伤等情况,必要时借助X线、CT、MRI等检查,做出更为准确的诊断。

(2)骨折复位手法:创伤骨折大多有错位重叠、肢体旋转收缩等情况。如不使其恢复常态,轻则影响肢体功能,重则造成残疾。在整复治疗时,尽量恢复肢体长度,校正旋转畸形及各方向的错位,尽量达到解剖对位和功能对位。稳、准、轻、巧的熟练手法是整复骨折的关键环节,简单粗暴的整复手法,可加重患部的损伤。如多发性肋骨骨折以粗暴手法整复,可能造成气胸,甚或危及生命。因此,梁氏正骨十分强调医者"素知体相,识其部位,法之所施,使患者不知其苦,切忌简单粗暴检查、正复"。

（3）关节脱位复位手法：关节脱位多由外力跌打、牵拉、闪挫所致。整复关节脱位，必须训练有素、手法熟练，临证时一定要严肃认真。关节脱位必须以手法整复、归位，以恢复正常功能。复位后3天（小儿桡骨头半脱位下颌关节脱位除外）即可在健肢的辅助下进行小幅度的活动，以免造成关节周围组织粘连、肌肉萎缩、肢体废用等。

固定是为了维持整复后的良好位置，防止移位，保证正常的愈合过程和固定后的肢体活动。固定是治疗骨折、脱位的必要措施。梁氏正骨所用固定器材有接骨膏药、杉树皮夹板、抱膝、木夹板、石膏、牵引架、固定支架、绷带。固定必须选用适当、轻巧、稳妥的器材，必须遵循一定的规律和原则，既有利于修复的稳定环境，也有利于肢体的气血运行和活动。固定夹板必须有一定的长度，但不能超过关节，长短以关节为准，宽窄按伤势选制，固定时间以临床愈合为宜。

骨伤科肢体功能锻炼是通过不同的运动形式，促进肢体功能恢复的一种体育疗法，是治疗创伤、骨折、关节损伤及损伤后遗症的重要方法，对伤损、骨折、脱位及其他骨科疾病的康复有重要作用。伤肢关节伸舒屈曲活动及全身运动，能促进气血运行，起到去瘀生新、舒筋活络的作用，可预防肌肉萎缩、关节僵硬、骨质疏松。功能锻炼的原则是在不破坏固定、不造成移位、不妨碍骨折对位及愈合的情况下，根据肢体功能范围，视病情、分步骤、循序渐进地进行肢体及全身活动。

二、文登孙氏正骨

孙竹庭（1902～1974年），又名孙洪山，孙氏正骨第三代传人，山东省文登市人。其少年时家贫无钱读书，随父学骨伤科，潜心钻研，造诣颇深，18岁即悬壶乡里。1927年，他在村里开办整骨诊所，先后为人治愈多例粉碎性骨折，声名大震。1935年，他与村里的孙爱模等人合办"同顺堂"药房，专治骨伤。1947年，他出任区药社正骨医生，盛名于东海专区，1958年应聘到文登正骨医院，承家学，集众长，加以综合研究实践，以触摸、拔伸、挤按、端提等传统手法为主，积极尝试运用固定牵引、矫形、手术等现代技术，配以内服祖传秘方——伸筋散，使正骨手术得到进一步发展，吸引了全国各地患者来院就诊。他献于临床的秘方有伸筋散、接骨药等共10多种，被《中医验方》一书收录。1964年，《山东医刊》撰文介绍其正骨经验。他对陈旧性肩、髋关节脱位及肩周炎有独到的治疗手法，并自拟药方，临床效果尤著。1965年，他在《山东医刊》上发表《整复治疗肱骨髁上骨折120例》和《手法扳动治疗肩关节周围炎 60 例》等论文。1972 年,他退休回家,仍坚持为人治病。病逝后,其整套医术由高徒朱惠芳整理为《整骨手册》传世。

孙竹庭将祖传三代的正骨技术毫无保留地传予后代。1960 年,他任骨伤科副主任时,带徒多人,其徒弟后来均有建树。如代表人物朱惠芳更是秉承师训,不但积极开展医疗工作,成为医院的业务骨干、优秀管理者,而且诚心带徒传艺,先后培养出谭远超、黄相杰、杨茂清、丛海波、张恩忠、隋海明等一大批在国内有较高知名度的学科带头人。

齐鲁医学与文化

孙竹庭正骨主要收治闭合性骨干或近骨端部位的骨折及软组织损伤的患者。诊断方法全凭望肿胀部位、畸形情况,摸骨面、骨缘压痛点、凹陷高突,听骨擦响声,来判断骨折的部位、类型、错位情形。治疗方法主要是手法拔伸、理正,以纸壳和木质夹板固定。对不稳定的骨折,为使木夹板产生重点压力作用,在易错位处加垫棉团,防止再移位。每日或隔日解开夹板触摸骨折端是否有移位,如有错位,再给整复,直到满意为止。固定期间内服接骨药。接骨药由虎骨(人乳炙 7 次)、自然铜、血竭、乳香、没药、甜瓜子、土鳖虫(炙)等组成,日服三钱,每晚睡前用烫热的 4 两黄酒送服,烧热炕发汗。大多数患者经 3 周治疗后即鼓励其屈伸关节、下地活动。通过临床观察,这种疗法有骨折愈合快,功能恢复好的良好效果。

1. 注重内外兼顾,辨证施治　　孙氏正骨特点是将各种损伤分为内伤与外伤两类。外力引起筋骨皮肉损伤为主的为外伤,外力引起的气血、经络、脏腑损伤为内伤,肢体受伤为外伤,瘀血内滞,经脉不通,外伤与内伤病理变化紧密联系。治疗上主张全身兼顾、内外兼治、用药三期的原则,伤后 1 周为初期,此期主要为气滞血瘀,肿痛明显,治以行气化瘀,清热凉血,复元活血汤加减。伤后 2~8 周为中期,主要为接骨续筋,用甜瓜子、自然铜、血竭、乳香、没药、土鳖虫、虎骨(现多用狗骨代替)等药。后期主要补肝肾,舒筋活络,用伸筋丹方,药用当归、川芎、牛膝、毛姜、马钱子、木瓜、地龙等。外用赤木方熏洗,药用赤芍、红花、伸筋草、海桐皮、透骨草等。

2. 强调手法,筋骨并重　　孙氏正骨认为手法为正骨之首务,诊断时通过望肿胀、隆起、凹陷畸形部位,以拇指、示指由远及近、由表及里沿骨面及骨边缘,触摸损伤部位的连续性、硬度、骨摩擦感等以明确诊断。

正骨时重视拔伸法,拔伸时力量适中,逐渐用力,先顺畸形位置,再至肢体远端,牵伸并对位。捺正复位时,强调手摸心会,部位准确,先后有序,轻重有别,骨折复位后以触摸骨边缘是否整齐、表面是否平坦、断端有否连续稳定感判断是否成功复位，从不在 X 线下进行骨折复位。对髋、肩关节脱位、下颌关节脱位手法复位有独到之处，曾成功手法复位伤后 35 天陈旧性肩关节脱位。

3. 筋骨并重，注重肢体功能恢复　　正骨前先顺筋，检查固定中的患者时必先理筋，活动关节。对稳定型骨折，如单纯耻骨、坐骨支骨折，稳定的轻度腰椎骨折，伤后即叫患者下床活动，功能恢复快，并发症少。肩关节周围炎用手法活筋治疗，取得了比较好的效果。

主要参考文献

班固.汉书[M].延吉：延边人民出版社,1995.

包文辉,于淑芳.传统医药[M].济南：山东友谊出版社,2008.

曹炳章.增订伪药条辨[M].刘德荣点校.福州：福建科学技术出版社,2004.

曹东义.扁鹊(秦越人)里籍考[J].中华医史杂志,1993,23(1)：15.

陈邦贤.二十六史医学史料汇编[M].中医研究院中国医史文献研究所,1982.

陈藏器.本草拾遗[M].尚志钧辑校.皖南医学院科研科,1983.

陈士铎.洞天奥旨[M].柳长华等点校.北京：中国中医药出版社,1991.

陈自明.外科精要[M].薛已校注.北京：人民卫生出版社,1982.

程颢,程颐.四库家藏　二程语录集[M].济南：山东画报出版社,2004.

戴念祖.中国科学技术典籍通汇　物理卷第1分册[M].开封：河南教育出版社,1995.

董仲舒.春秋繁露[M].上海：上海古籍出版社,1989.

段逸山.医古文[M].上海：上海科学技术出版社,1984.

傅惜华,陈志农.山东汉画像石汇编[M].陈志农绘.济南：山东画报出版社,2012.

高令印.朱子事迹考[M].北京：商务印书馆,2016.

高希言,朱平生,田力.中医大辞典[M].太原：山西科学技术出版社,2017.

龚廷贤.万病回春[M].北京：人民卫生出版社,1984.

顾保群.中医古籍选读[M].南京：东南大学出版社,1998.

顾观光.神农本草经[M].于童蒙编译.哈尔滨：哈尔滨出版社,2007.

顾颉刚.秦汉的方士与儒生[M].北京：北京出版社,2016.

管仲.管子[M].南昌：二十一世纪出版社,2016.

郭墨兰.齐鲁文化[M].北京：华艺出版社,1997.

国家药典委员会.中华人民共和国药典2015年版四部[M].北京：中国医药科技出版社,2015.

韩非.韩非子[M].秦惠彬校点.沈阳：辽宁教育出版社,1997.

齐鲁医学与文化

何爱华.秦越人事迹辨证[J].中医药学报,1966,1：51.

皇甫谧编集,黄龙祥整理.针灸甲乙经[M].北京：人民卫生出版社,2006.06.

黄元御.黄元御医籍经典　四圣心源　四圣悬枢[M].太原：山西科学技术出版社,2011.

黄元御.明清名医全书大成　黄元御医学全书[M].北京：中国中医药出版社,2015.

姬昌.靳极苍撰.周易[M].太原：山西古籍出版社,2003.

姬旦.周礼[M].钱玄等注译.长沙：岳麓书社,2001.

即墨县县志编纂委员会.即墨县志[M].北京：新华出版社,1991.

贾思勰.齐民要术[M].北京：中华书局,1956.

姜兆俊.外科病中医外治法[M].北京：人民卫生出版社,2009.

姜兆俊,徐象才.英汉实用中医药大全[M].北京：高等教育出版社,1994.

姜兆俊.中医外科经验集[M].北京：人民卫生出版社,2006.

鞠宝兆,曹瑛.清代医林人物史料辑纂[M].沈阳：辽宁科学技术出版社,2013.

孔子.论语[M].程昌明译注.沈阳：辽宁民族出版社,1996.

孔子.尚书[M].周秉钧注译.长沙：岳麓书社,2001.

孔子.四书五经精华本[M].沈阳：万卷出版公司,2016.

莱阳市史志编纂委员会.莱阳市志 1978—2005[M].北京：中国民主法制出版社,2017.

黎翔凤.管子校注　下[M].北京：中华书局,2004.

李敖.四部正讹　庸言录　文心雕龙[M].天津：天津古籍出版社,2016.

李伯聪.扁鹊和扁鹊学派研究[M].西安：陕西科学技术出版社,1990.

李剑平.中国神话人物辞典[M].西安：陕西人民出版社,1998.

李经纬,林昭庚.中国医学通史古代卷[M].北京：人民卫生出版社,2000.

李时珍.本草纲目[M].北京：人民卫生出版社,1957.

李澍田.东北民俗资料荟萃[M].长春：吉林文史出版社,1992.

李挺.医学入门[M].南昌：江西科学技术出版社,1988.

李先晓.李德修小儿推拿秘笈[M].北京：人民卫生出版社,2010.

李先晓,王鹏.李德修三字经派小儿推拿[M].青岛：青岛出版社,2013.

李新泰.齐文化大观[M].北京：中共中央党校出版社,1992.

李延寿.南史[M].长春：吉林人民出版社,1998.

林殷.儒家文化与中医学[M].福州：福建科学技术出版社,1993.

刘安等.淮南子[M].高诱注.上海：上海古籍出版社,1989.

刘德龙.齐鲁历史文化名人传略古代卷[M].济南：齐鲁书社,2004.

刘仁远.扁鹊汇考[M].北京：军事医学科学出版社,2002.

刘守真.素问病机气宜保命集[M].北京：人民卫生出版社,1959.

刘祖贻,孙光荣.中国历代名医名术[M].北京：中医古籍出版社,2002.

卢多逊.开宝本草辑复本[M].尚志钧辑校.合肥：安徽科学技术出版社,1998.

卢南乔.山东古代科技人物论集[M].济南：齐鲁书社,1979.

鲁兆麟,陈大舜.中医各家学说[M].北京：中国协和医科大学联合出版社,1996.

吕不韦.吕氏春秋[M].魏宏韬评注.合肥：黄山书社,2002.

吕震名.中国古医籍整理丛书　伤寒寻源[M].王琳等校注.北京：中国中医药出版社,2015.

论语社.《论语》文丛　过年日程[M].上海：上海书店出版社,2015.

马继兴.针灸学通史[M].长沙：湖南科学技术出版社,2011.

马继兴.中国出土古医书考释与研究[M].上海：上海科学技术出版社,2015.

孟祥才.中药资源学[M].北京：中国医药科技出版社,2017.

孟子.孟子[M].万丽华,蓝旭译注.北京：中华书局,2006.

潘荣陛,富察敦崇.帝京岁时纪胜燕京岁时记[M].北京：北京古籍出版社,1981.

平阴县史志办公室.民国续修平阴县志[M].北京：中国文史出版社,2016.

齐焕美,于建华.图说齐鲁地名文化[M].青岛：青岛出版社,2013.

前世界书局.中国药学大辞典上下[M].北京：人民卫生出版社,1956.

钱乙.小儿药证直诀[M].图娅点校.沈阳：辽宁科学技术出版社,1997.

乔继堂.中国岁时礼俗[M].天津：天津人民出版社,1991.

秦越人.难经[M].北京：科学技术文献出版社,1996.

丘处机.丘处机集[M].赵卫东辑校.济南：齐鲁书社,2005.

丘良任.历代宫词纪事·竹枝纪事诗[M].南京：凤凰出版社,2012.

山东省菏泽地区地方史志编纂委员会.菏泽地区志[M].济南：齐鲁书社,1998.

沈知方,蒋伯潜.四书读本[M].上海:上海辞书出版社,2017.

史兰华,张在同.扁鹊仓公王叔和志[M].济南:山东人民出版社,2005.

司马朝军.四库全书总目精华录[M].武汉:武汉大学出版社,2008.

司马光.资治通鉴[M].昆明:云南人民出版社,2011.08.

司马迁.史记[M].北京:北京出版社,2006.

苏颂.本草图经[M].尚志钧辑校.合肥:安徽科学技术出版社,1994.

苏颂.图经本草辑复本[M].胡乃长,王致谱辑注.福州:福建科学技术出版社,1988.

孙承南.齐鲁推拿医术[M].济南:山东科学技术出版社,1987.

孙思邈.千金方[M].沈澍农,钱婷婷注.中华书局,2013.

孙希旦.礼记集解[M].沈啸寰,王星贤点校.北京:中华书局,1989.

孙重三,陆永昌编著.儿科推拿疗法简编[M].济南:山东人民出版社,1962.

陶弘景.名医别录[M].尚志钧辑校.北京:人民卫生出版社,1986.

汪机.针灸问对[M].上海:上海科学技术出版社,1959.

王冰.黄帝内经素问[M].北京:人民卫生出版社,1963.

王符.潜夫论[M].龚祖培校点.沈阳:辽宁教育出版社,2001.

王继先等校定.郑金生,杨梅香辑校.绍兴校定经史证类备急本草[M].1991.11.

王纶.明医杂著[M].沈凤阁点校.北京:人民卫生出版社,1995.

王绍隆.医灯续焰[M].潘楫辑注.北京:中医古籍出版社,2015.

王叔和.脉经[M].上海:上海科学技术出版社,1958.

吴普述.神农本草经[M].孙星衍,孙冯翼辑.北京:科学技术文献出版社,1996.

吴瑭.温病条辨[M].福州:福建科学技术出版社,2010.

吴自牧.梦粱录[M].符均,张社国校注.西安:三秦出版社,2004.

萧统.文选[M].李善注.北京:中华书局,1977.

徐凤.针灸大全[M].北京:人民卫生出版社,1987.

徐灵胎.徐灵胎医学全书[M].北京:中国中医药出版社,1999.

许焕玉.中国历史人物大辞典[M].济南:黄河出版社,1992.

许慎.说文解字[M].上海:上海古籍出版社,2007.

荀况.荀子[M].廖名春,邹新明校点.沈阳:辽宁教育出版社,1997.

严用和.济生方[M].北京:人民卫生出版社,1956.

主要参考文献

杨继洲.针灸大成[M].刘从明等点校.北京：中医古籍出版社,1998.

杨宽.杨宽著作集　古史探微[M].上海：上海人民出版社,2016.

佚名.灵枢经[M].北京：人民卫生出版社,1956.

佚名.山海经[M].周明初校注.杭州：浙江文艺出版社,2016.

佚名.泰山药物志点校[M].吕学泰,吕树芸点校.青岛：青岛海洋大学出版社,1993.

佚名.唐诗三百首[M].谢倩霓评注.上海：上海辞书出版社,2015.

佚名.小儿卫生总微论方[M].吴康健点校.北京：人民卫生出版社,1990.

佚名.一切经音义三种校本合刊上[M].徐时仪校注.上海：上海古籍出版社,2008.

喻衡.菏泽牡丹[M].济南：山东科学技术出版社,1980.

战化军,姜颖.齐国人物志[M].济南：齐鲁书社,2004.

张德裕.本草正义[M].北京：中国中医药出版社,2015.

张汉臣.实用小儿推拿[M].北京：人民卫生出版社,1962.

张机.伤寒论[M].上海中医学院伤寒温病教研组校注.上海：上海科学技术出版社,1983.

张机.注解伤寒论[M].北京：人民卫生出版社,1956.

张介宾.张景岳医学全书[M].北京：中国中医药出版社,1999.

张璐.本经逢原[M].赵小青,裴晓峰校注.北京：中国中医药出版社,1996.

张奇文.山东中医药志[M].济南：山东科学技术出版社,1991.

张素芳.孙重三小儿推拿[M].青岛：青岛出版社,2014.

张亚妮,杨奕望.电视人物传记片《孟河医派》的艺术特色[J].中医文献杂志,2018,4：70.

章楠.医门棒喝[M].北京：中国医药科技出版社,2011.

赵法新.中医文献学辞典[M].北京：中医古籍出版社,2000.

赵佶.聚珍版圣济总录 1[M].重庆：西南师范大学出版社,2011.

赵明诚.金石录[M].济南：齐鲁书社,2009.

赵学敏.本草纲目拾遗[M].闫冰等校注.北京：中国中医药出版社,1998.

郑洪.岭南医学与文化[M].广州：广东科技出版社,2009.

郑开.齐文化与稷下学论丛[M].济南：齐鲁书社,2018.

中国社会科学院近代史研究所.范文澜历史论文选集[M].北京：中国社会科学出版社,1979.

齐鲁医学与文化

《中医大辞典》编辑委员会.中医大辞典试用本医史文献分册[M].北京：人民卫生出版社,1981.

周满江.诗经[M].上海：上海古籍出版社,2011.

周一谋.历代名医论医德[M].长沙：湖南科学技术出版社,1983.

朱丹溪.脉因证治2卷[M].上海：上海卫生出版社,1958.

朱熹,吕祖谦.近思录[M].扬州：广陵书社,2018.

庄汉新,郭居园.中国古今名人大辞典[M].北京：警官教育出版社,1991.

子思.中庸[M].南昌：江西美术出版社,2018.

宗懔.荆楚岁时记[M].宋金龙校注.太原：山西人民出版社,1987.

左丘明.国语[M].上海：上海古籍出版社,2015.

主要参考文献